AF558463

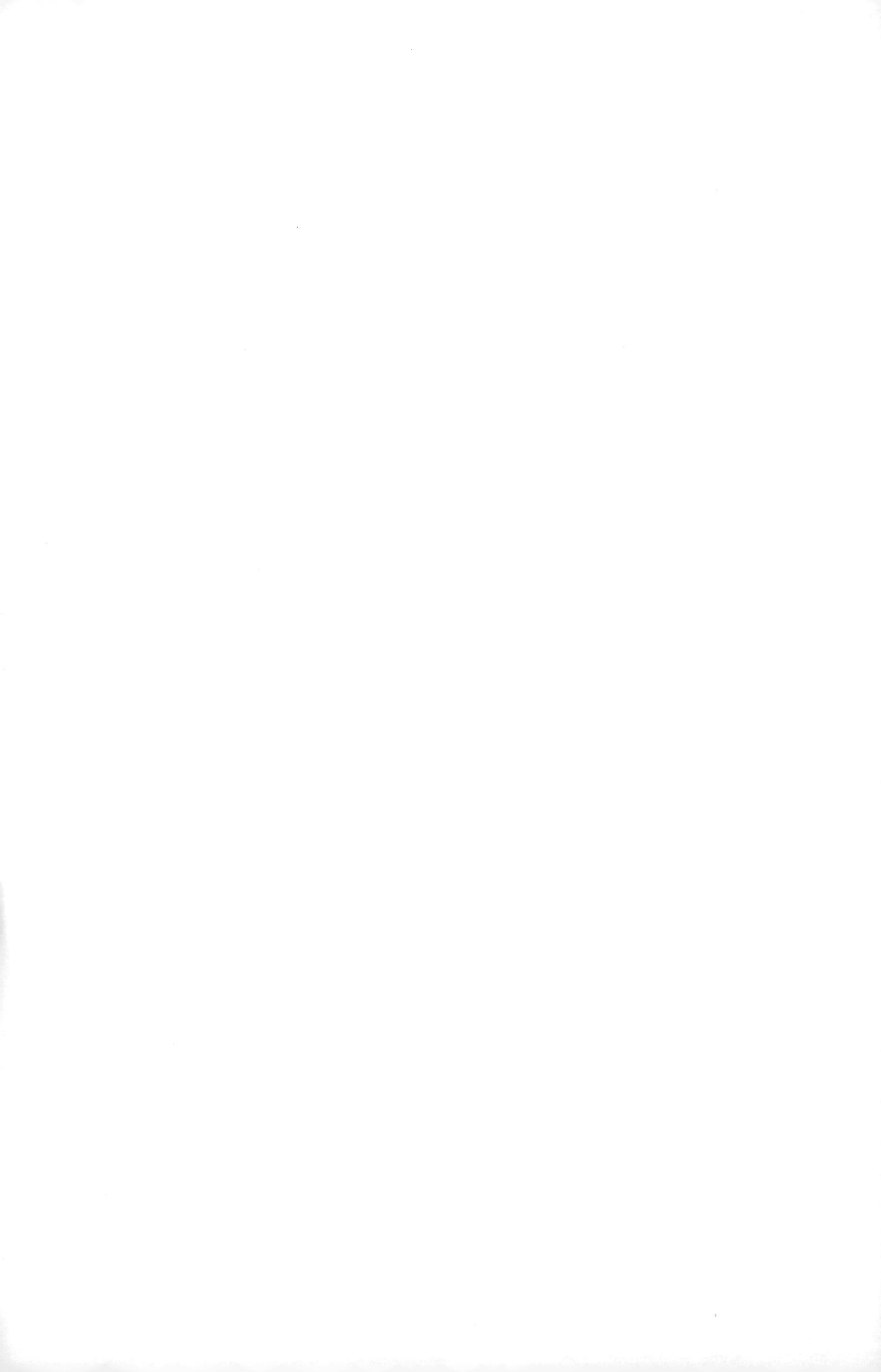

# Kognitive Verhaltens-therapie

## Das Selbsthilfe Buch inkl. Workbook

---

Wie Sie Ihre Persönlichkeitsstörungen und Depressionen für immer loswerden und ab sofort wieder ein glückliches Leben führen können

# INHALT

***Disclaimer:***

Dieses Buch ersetzt nicht den Gang zu einem Arzt oder Psychologen. Bitte suchen Sie sich professionelle Hilfe, wenn Sie stark belastet sind, oder wählen Sie die Nummern der Telefonseelsorge: **0800 / 11 10 111** oder **0800 / 11 10 222.**

Die hier verwendeten Fallbeispiele sind frei erfunden oder aus psychologischen Lehrbüchern herausgenommen. Sollte es Ähnlichkeiten mit realen Personen geben, dann sind diese nicht beabsichtigt und die übernommenen Fallbeispiele auch als solche gekennzeichnet.

In diesem Ratgeber wird aus Gründen der besseren Lesbarkeit das generische Maskulinum verwendet. Weibliche und anderweitige Geschlechteridentitäten werden dabei ausdrücklich mitgemeint, soweit es für die Aussage erforderlich ist.

# Das erwartet Sie in diesem Buch

„Der Mensch ist ein Gewohnheitstier.“ Dieses Sprichwort haben Sie sicherlich schon einmal irgendwo gehört. Doch warum stellt man dieses Zitat an den Anfang eines Ratgebers zur Veränderung von Gedanken? Nun, die Bedeutung des Sprichwortes besagt, dass der Mensch genau das gerne wiederholt, was sich für ihn als gut erweist.

Durch den Abruf von bekannten Denkmustern wird unser Gehirn entlastet und wir müssen keine große Anstrengung aufbringen, selbst einmal ein bisschen genauer über die Situation nachzudenken. Klingt ja eigentlich recht positiv, oder? Man hat irgendwann einmal eine Überzeugung über ein bestimmtes Thema entwickelt und kann nun, ohne darüber nachzudenken, immer wieder darauf zurückgreifen. Aber wenn das alles so positiv ist, warum gibt es diesen Ratgeber und warum haben Sie ihn in die Hand genommen?

Ein automatisierter Weg ist eben nur gut, wenn die dahinterstehenden Vorgänge und Prozesse uns nicht schaden. Mit den Gedanken ist das so eine Sache. Stellen Sie sich vor, Sie gehen auf dem Bürgersteig entlang und eine Person kommt Ihnen entgegen.

Als Sie an der Person vorbei gehen, merken Sie, wie die Person Sie anschaut. Was denken Sie? „Vielleicht habe ich die Person irgendwoher gekannt“, oder, „Vielleicht bin ich zu nah an der Person vorbeigegangen und sie fühlt sich nun von mir belästigt“. Da Sie dieses Buch in die Hand genommen haben, gehe ich davon aus, dass Ihre Gedanken eher in die zweite Richtung gehen. Man spricht hierbei von klassischen Denkfehlern.

Um die Beseitigung solcher Denkfehler kümmert sich die kognitive Verhaltenstherapie. In diesem Ratgeber werden Sie unter Ihrer eigenen Anleitung lernen, wie Sie aus Ihrem Gedankenkarussell aussteigen können. Sie werden alles Wichtige über die Grundlagen (Kapitel 1) sowie über die Verfahren und Techniken der kognitiven Verhaltenstherapie (Kapitel 2) lernen. Im dritten Kapitel werden Sie selbst Detektiv spielen und Ihre Gedanken ordentlich unter die Lupe nehmen.

Dafür stehen Ihnen 24 effektive Arbeitsblätter zur Verfügung, die Sie bei Ihrem Vorhaben optimal begleiten werden. Von der Detektivarbeit geht es im vierten Kapitel über in die Wissenschaftsarbeit. Sie werden Ihre Gedanken auf den Prüfstand stellen und funktionalere Gedanken entwickeln. Eine Reihe von Techniken und Tipps (Kapitel 5 und 6) runden das Gesamtpaket der kognitiven Verhaltenstherapie ab.

Nun ist es an Ihnen, die Reise anzutreten. Dieses Buch wird Ihnen ein treuer Begleiter sein. Sie werden sehen, dass Sie es immer wieder in die Hand nehmen, wenn Sie gerade ratlos sind.

Wenn Sie bereit sind, dann geht es jetzt los.

# Kognitive Verhaltenstherapie – Die Basics –

Kognitive Verhaltenstherapie: Was soll das denn sein? Falls Sie sich diese Frage stellen, dann werden Sie in diesem Kapitel eine Antwort finden. Zuerst werden wir jedoch klären, was sabbernde Hunde und hungrige Katzen mit dem Verhalten zu tun haben, und wir werden erfahren, wie der Mensch lernt. Im weiteren Verlauf des Kapitels wird es darum gehen, wie der Übergang von der Verhaltenstherapie zur kognitiven Verhaltenstherapie aussah und woran sich der Aufbau dieses Buches orientiert.

## DIE VERHALTENSTHERAPIE

Vielleicht ist es etwas unüblich, nicht direkt mit der Begriffsklärung des Buchthemas zu beginnen, aber es macht in diesem Fall durchaus Sinn, da wir es mit einem zweiteiligen Begriff zu tun haben. „Kognitive" und „Verhaltenstherapie" sind die Wörter, die es hier zu vereinbaren gilt. Wie die Psychologie das gemacht hat und was hinter den einzelnen Begriffen steckt, erfahren Sie jetzt.

**Wie lernen wir?**

Bevor wir in die Verhaltenstherapie einsteigen, müssen wir uns erst einmal damit beschäftigen, wie der Mensch eigentlich lernt, denn das ist die Grundlage der Verhaltenstherapie. Der Begriff „Verhaltenstherapie" besteht aus zwei Teilen: Verhalten und Therapie. Zuerst wollen wir uns dem Begriff des Verhaltens zuwenden. Das Verhalten umfasst dabei alles, was man tut oder was man auch nicht tut. Klingt verwirrend, ist aber so. In der Psychologie ist keine Reaktion auch eine Reaktion. Das heißt, wenn ich Ihnen beispielsweise einen Stromschlag verpasse und Sie reagieren darauf nicht, dann ist das Verhalten. Die Psychologie konzentriert sich dabei vor allem auf das beobachtbare Verhalten – also auf all das, was man sehen kann (Stangl, 2021). Die Strömung, die sich mit dem Verhalten der Menschen beschäftigt, nennt man *„Behaviorismus"* – *behavior* ist das englische Wort für Verhalten. Die Behavioristen, wie man die Vertreter des Behaviorismus nennt, sehen das menschliche Verhalten als Gegenstand der Psychologie.

All das, was sonst im Kopf passiert und nur von dem Menschen, der es erlebt, berichtet werden kann, ist für die Behavioristen zu subjektiv und wird nicht betrachtet

(Gerrig & Zimbardo, 2008). Aber: Behalten Sie diesen Gedanken schon einmal im Hinterkopf, denn wir brauchen diese Sichtweise gleich noch einmal.

Warum heißt die Überschrift des Abschnitts aber „Wie lernen wir?". Nun, das liegt daran, dass sich der Behaviorismus genau damit beschäftigt. Das Lernen wird definiert als „ein Prozess, der in einer relativ konsistenten Änderung des Verhaltens oder des Verhaltenspotenzials resultiert, und basiert auf Erfahrung" (Gerrig & Zimbardo, 2008). Die Definition klingt schon sehr hochtrabend, ist sie auch, deswegen schauen wir uns die einzelnen Bestandteile am besten einmal genauer an und übersetzen sie in unsere Alltagssprache:

- Änderung des Verhaltens oder des Verhaltenspotentials:

Lernen selbst lässt sich nicht beobachten, sondern nur das Endergebnis, also die Leistung. Allerdings ist nicht alles eine Leistung. Alles das, was nicht die Leistung betrifft, ist eine Änderung im Verhaltenspotential. Dies umfasst zum Beispiel das Erlernen von Haltungen, Werten und Überzeugungen (Gerrig & Zimbardo, 2008).

- Eine relativ konsistente Änderung:

Das Gelernte muss über einen längeren Zeitraum „da sein". Das heißt allerdings nicht, dass, wenn man einmal etwas gelernt hat, man es nie wieder vergisst. Das wäre ja zu schön, um wahr zu sein – oder auch nicht. Warum es nicht so schön sein kann, erfahren Sie noch im weiteren Verlauf des Buches (Gerrig & Zimbardo, 2008).

- Ein erfahrungsbasierter Prozess:

Beim Lernen macht man Erfahrungen. Sie fassen mit der Hand auf eine Herdplatte, die heiß ist, und merken sich für die Zukunft, dass Sie lieber etwas vorsichtiger im Umgang mit dem Herd sind (Gerrig & Zimbardo, 2008).

Grundlage des Behaviorismus ist das Reiz-Reaktions-Schema. Das heißt, dass auf einen bestimmten Reiz (englisch: *Stimulus*) eine bestimmte Reaktion (englisch: *Response*) erfolgt (Kiesel & Koch, 2012). Wenn Ihnen beispielsweise jemand ins Auge pustet (Reiz), dann zuckt Ihr Augenlid zusammen (Reaktion). Es wäre natürlich schön, wenn das so einfach bleiben würde, aber dieses Schema bildet eben nur die Grundlage für das Lernen. Im Laufe der Jahre haben sich viele Lernformen herausgebildet. Im Folgenden erhalten Sie die knackige Kurzfassung von allem, was sie wissen müssen.

### *Assoziative Lernprozesse*

Man trifft eine grobe Unterteilung in assoziative und nicht-assoziative Lernprozesse, wobei wir uns zu Beginn den Erstgenannten zuwenden. Zunächst einmal klären wir, was es mit einer Assoziation überhaupt auf sich hat: Man spricht von einer Assoziation, wenn zwei Dinge oder Ereignisse miteinander verbunden sind oder zeitlich nahe beieinander liegen (Kiesel & Koch, 2012). Zu den assoziativen Lernprozessen gehören die klassische Konditionierung und die operante Konditionierung. Ich erkläre Ihnen nun, was sabbernde Hunde und hungrige Katzen damit zu tun haben.

---

Hinter den sabbernden Hunden steht der Mediziner Iwan Pavlov, der den Speichelreflex bei Hunden untersuchte. Er stellte fest, dass das Speicheln bei Hunden schon einsetzte, wenn die Tiere nur die Schritte des Pflegers auf dem Gang hörten, und nicht erst, wenn dieser ihnen das Futter gab. Für dieses Experiment wurden die Hunde in einen besonderen Apparat gestellt, mit dem sich die Intensität des Speichelflusses als Reaktion auf bestimmte Reize bestimmen ließ.

Den Hunden wurde das Futter gezeigt, worauf der angeborene Reflex des Sabberns begann. Nun wurde eine Glocke ins Spiel gebracht. Die Glocke wurde geläutet und die Hunde zeigten keine Reaktion, außer etwas Neugier. Bei der Kombination aus Läuten der Glocke und Präsentation von Futter reagierten die Hunde weiterhin mit Speichel.

Dann folgte das eigentlich Interessante: Nach mehreren Wiederholungen reagierten die Hunde schon auf den Glockenklang, und das ohne die Präsentation des Futters. Einfach gesagt haben die Hunde quasi gelernt, dass nach dem Läuten der Glocke immer das Futter gereicht wurde. Später ging die Situation dann so weit, dass die Hunde schon zu speicheln begannen, wenn Sie nur die Schritte des Pflegers auf dem Gang hörten (zitiert nach Gerrig & Zimbardo, 2008). Schauen Sie sich zum besseren Verständnis gerne das Schaubild an:

| **1. Vor dem Konditionierungsprozess** | | | |
|---|---|---|---|
| Fachbegriff | Neutraler Reiz | → | Neutrale Reaktion |
| Pavlovs Beispiel | Glocke | → | Keine Reaktion/Neugier |
| **2. Konditionierungsvoraussetzung** | | | |
| Fachbegriff | Unkonditionierter Reiz | → | Unkonditionierte Reaktion |
| Pavlovs Beispiel | Futter | → | Speichelfluss |

| **3. Konditionierungsprozess** | | | |
|---|---|---|---|
| Fachbegriff | Neutraler Reiz + Unkonditionierter Reiz | → | Unkonditionierte Reaktion |
| Pavlovs Beispiel | Glocke + Futter | → | Speichelfluss |
| **4. Konditionierungsergebnis** | | | |
| Fachbegriff | Konditionierter Reiz | → | Konditionierte Reaktion |
| Pavlovs Beispiel | Glocke | → | Speichelfluss |

***Anmerkung***. Die Pfeile stehen für „führt zu". Abbildung in Anlehnung an Gerrig & Zimbardo (2008), S. 196.

Dieses Beispiel gehört zur **klassischen Konditionierung**. Demnach können angeborene Reflexe (wie das Speicheln) mit einem neutralen Reiz (dem Läuten der Glocke) verbunden werden, sodass das Speicheln auch bei dem ursprünglich neutralen Reiz (der Glocke) ausgelöst wird (Kiesel & Koch, 2012).

---

Hinter den hungrigen Katzen steht der Psychologe Edward Lee Thorndike, der Experimente zum Problemlösen an Tieren durchführte. Hinter ihm steht die Lernform der **operanten** oder **instrumentellen Konditionierung**. Die ersten Versuche unternahm Thorndike mit Katzen, die er in einen Käfig setzte, der durch einen Hebel geöffnet werden konnte. Außerhalb des Käfigs befand sich Futter. Die Katzen versuchten, durch ihre Bewegungen dem Käfig zu entkommen, und gelangten dabei zufällig an den Hebel. In den weiteren Durchgängen wurde der Hebel immer häufiger berührt und die Katzen entkamen dem Käfig immer schneller. Daraus leitete Thorndike das Effektgesetz ab: Verhalten, das zu einem angenehmen Ergebnis führt, wird wiederholt. Andersherum wird Verhalten, das zu einem unangenehmen Ergebnis führt, vermieden (zitiert nach Gerrig & Zimbardo, 2008).

Bei der operanten Konditionierung kann man aber noch eine Stufe nachlegen. Durch Burrhus F. Skinner wurden die Begriffe der Verstärkung und Bestrafung geprägt. Bei der Verstärkung spricht man von Situationen, in denen ein Verhalten durch seine Folgen verstärkt wird, sodass es in Zukunft mit höherer Wahrscheinlichkeit wieder auftreten wird.

Wie Sie es sich dann wahrscheinlich schon gedacht haben, tritt das Verhalten bei einer Bestrafung mit einer geringeren Wahrscheinlichkeit wieder auf. Bei beiden Formen lässt sich eine Unterteilung in die positive und negative Richtung machen (zitiert nach Gerrig & Zimbardo, 2008). Schauen Sie sich gerne die Tabelle an, um die Unterschiede zu verstehen:

| | **Positiv** | **Negativ** |
|---|---|---|
| **Verstärkung** | • auf das Verhalten folgt ein positives Ereignis | • auf das Verhalten folgt das Ausbleiben eines unangenehmen Ereignisses |
| Konsequenz | • Verhalten tritt häufiger auf | • Verhalten tritt häufiger auf |
| Beispiele | • Lob, Zuneigung, Geld | • ein Schmerz fällt weg |
| **Bestrafung** | • auf das Verhalten folgt ein negatives Ereignis | • auf das Verhalten folgt ein Entzug positiver Reize |
| Konsequenz | • Verhalten tritt seltener auf | • Verhalten tritt seltener auf |
| Beispiele | • Bußgeld, Hausarrest, Hinfallen | • kein Essen, kein Urlaub |

***Anmerkung***. Tabelle in Anlehnung an Kiesel & Koch (2012), S. 24.

Um es kurz zusammenzufassen, geht es bei der operanten Konditionierung darum, dass ein Verhalten häufiger oder seltener gezeigt wird, indem der Mensch oder das Tier dafür belohnt oder bestraft wird. Es gehören noch viele weitere Unterthemen zur operanten Konditionierung, aber die aufgeführten Ausführungen sollen für unseren Fall ausreichen.

Falls Sie sich jetzt fragen, wozu Sie diese ganze Theorie überhaupt brauchen, dann haben Sie bitte noch etwas Geduld. Die Antwort erhalten Sie im weiteren Verlauf des Buches, aber ich kann Ihnen schon einmal verraten, dass Ihnen viele der theoretischen Erklärungen später noch bei den Übungen begegnen werden.

*Nicht-assoziative Lernprozesse*

Neben den assoziativen Lernprozessen existieren die nicht-assoziativen Lernprozesse. Noch einmal zur Erinnerung: Die Assoziation zwischen Reizen oder zwischen Reizen und

Reaktionen wird durch wiederholte Kopplung oder Verstärkung/Bestrafung gelernt. Was ist jetzt beim nicht-assoziativen Lernen anders? Es findet einfach keine Verknüpfung zwischen zwei Reizen statt. Das heißt aber nicht, dass keine Reaktion auf einen Reiz stattfindet. Es wurde im Vorfeld nur keine Verknüpfung zwischen Reiz und Reaktion gelernt. Wir haben es also mit einer angeborenen Reaktion auf einen Reiz zu tun. Dabei unterscheidet man die Orientierung, die Habituation, die Dishabituation und die Sensibilisierung (Amboss, 2021; Pauli, Rau & Birbaumer, 2018).

Die **Orientierung** dient dazu, dass sich der Mensch oder das Tier auf die Aufnahme neuer Informationen vorbereitet. Bei einem unerwarteten Reiz, wie zum Beispiel einem lauten Knall, wird eine Reaktion im Körper ausgelöst, die uns eine bessere Aufnahme und Verarbeitung von Informationen ermöglicht. Wir schauen zu dem Auslöser des Reizes, das Herz schlägt schneller und der Körper spannt sich an. Man spricht hierbei von einer Orientierungsreaktion. Diese Reaktionen treten aber nur dann auf, wenn wir die Bedeutung des aufgetretenen Reizes nicht kennen (Pauli, Rau & Birbaumer, 2018).

**Habituation** tritt dann auf, wenn sich Individuen an bekannte und wiederholt auftretende Reize gewöhnen. Wenn ein Reiz also immer und immer wieder wiederholt wird, dann gewöhnt man sich daran. Habituation ist gleich Gewöhnung. Wenn die Müllabfuhr jeden Mittwoch die Mülltonnen lautstark gegen die Hauswand fährt, dann werden Sie sich bei dem ersten Mal noch erschrecken, dann aber irgendwann daran gewöhnt sein (Pauli, Rau & Birbaumer, 2018).

Von **Dishabituation** ist die Rede, wenn nach der Präsentation eines fremden Reizes die Reaktion auf den ursprünglichen Reiz wieder zunimmt. Wenn die Müllabfuhr also plötzlich an einem anderen Tag kommt, dann tritt die Orientierungsreaktion wieder auf (Amboss, 2021).

Bei der **Sensibilisierung** wird die Reaktionsbereitschaft auf einen Reiz erhöht. Gegensätzlich zur Habituation bereitet sich das Individuum auf weitere unangenehme Reize vor (Pauli, Rau & Birbaumer, 2018). Zum Beispiel konnte Davis (1974) in einem Experiment an Ratten zeigen, dass bei lauten Tönen eine Sensibilisierung stattfindet. Dafür hat er den Ratten immer wieder sehr laute Töne vorgespielt. Je öfter die Töne vorgespielt wurden, desto ängstlicher wurden die Ratten und das ohne die Paarung mit einem anderen Reiz und ohne, dass die Lautstärke von Mal zu Mal erhöht wurde.

**Grundprinzipien der Verhaltenstherapie**

Nun sind wir an dem Punkt angelangt, an dem wir den zweiten Teil des Wortes „Verhaltenstherapie" begutachten können. Eine Therapie ist immer eine Behandlung eines

Problems mit irgendwelchen Mitteln. Im Falle der Psychologie wird mit psychologischen Mitteln behandelt. Das können zum Beispiel Gespräche sein, Trainings oder Entspannungsübungen (Stangl, 2021).

Da wir das nun wissen, ist es an der Zeit, die Grundideen der Verhaltenstherapie zu beleuchten. In den oberen Abschnitten haben Sie gelernt, wie der Mensch Verhalten erwirbt, also lernt. Ich habe Ihnen bei der Definition des Lernens auch schon gesagt, dass es in manchen Fällen weniger schön ist, wenn wir Verhalten, das wir gelernt haben, für immer behalten würden.

Denn die Grundannahme der Verhaltenstherapie lautet nämlich, dass ungünstiges und ungesundes Verhalten den gleichen lerntheoretischen Regeln unterliegt wie ein gesundes Verhalten (Margraf, 2018). Sie können also Fahrrad fahren lernen, genauso wie Schwimmen und Auto fahren.

Auf der anderen Seite können Sie aber auch, nach der Annahme der Verhaltenstherapie, alle Grundzüge für eine Angststörung, Panikstörung oder Essstörung erlernen. Alle Anwendungsbereiche mit dazu passendem Arbeitsblatt finden Sie im Abschnitt „Kognitive Verhaltenstherapie - Wirkt das? Wie kann man sie für sich nutzen?“. Das Schöne ist aber, zumindest bezüglich des problematischen Verhaltens, dass Gelerntes auch wieder verlernt werden kann und genau das ist die Aufgabe einer Verhaltenstherapie. Für die Interessierten findet sich eine fachlich korrekte Definition der Verhaltenstherapie im unten aufgeführten Kasten.

„Die Verhaltenstherapie ist eine auf der empirischen Psychologie basierende psychotherapeutische Grundorientierung. Sie umfasst störungsspezifische und -unspezifische Therapieverfahren, die aufgrund von möglichst hinreichend überprüftem Störungswissen und psychologischem Änderungswissen eine systematische Besserung der zu behandelnden Problematik anstreben.

Die Maßnahmen verfolgen konkrete und operationalisierte Ziele auf den verschiedenen Ebenen des Verhaltens und Erlebens, leiten sich aus einer Störungsdiagnostik und individuellen Problemanalyse ab und setzen an prädisponierenden, auslösenden und/oder aufrechterhaltenden Problembedingungen an. Die in ständiger Entwicklung befindliche Verhaltenstherapie hat den Anspruch, ihre Effektivität empirisch abzusichern.“

(Margraf, 2018, S. 5)

Damit nicht jeder Therapeut machen kann, was er oder sie will, gibt es Grundprinzipien, an denen sich die Verhaltenstherapie orientiert. Margraf und Lieb (zitiert nach Margraf, 2018) stellten eine Übersicht über diese Grundprinzipien auf. Eine

Zusammenfassung dieser finden Sie in der aufgeführten Tabelle. Dort werden auch einige Bestandteile der fachlichen Definition der Verhaltenstherapie noch einmal aufgegriffen und genauer erklärt.

| **Die Verhaltenstherapie...** |
|---|
| **...orientiert sich an der empirischen Wissenschaft.**<br><br>• Alle eingesetzten Methoden und Verfahren orientieren sich an wissenschaftlichen Standards. |
| **...ist problemorientiert.**<br><br>• Die Behandlung setzt an einem gegenwärtigen Problem an.<br><br>• Ziel der Behandlung ist (unter anderem) eine verbesserte Problemlösefähigkeit. |
| **...setzt an prädisponierenden, auslösenden & aufrechterhaltenden Problemlösebedingungen an.**<br><br>• Das Problem soll dauerhaft gelöst werden und deshalb ist eine allumfassende Problembetrachtung wichtig.<br><br>• Prädisponierende Bedingungen: für etwas anfällig sein (z. B. durch familiäre Häufungen)<br><br>• Auslösende Bedingungen: Belastungen, z. B. Stress, kritische Lebensereignisse, Veränderungen<br><br>• Aufrechterhaltende Bedingungen: sind vor allem für die Problemlösung und Besserung bedeutsam (z. B. Teufelskreise, Rückfälle, Folgen der Störung)<br><br>• Die Verhaltenstherapie will vor allem unterstützende Faktoren aufbauen, wie z. B. soziale Kompetenzen, Problemlösefähigkeiten, Selbstwertgefühl. |
| **...ist zielorientiert.**<br><br>• Ziele werden je nach Betroffenem und seinem Problem individuell aufgestellt. |
| **...ist handlungsorientiert.**<br><br>• Der Mensch hat eine aktive Rolle.<br><br>• Betroffene müssen selbst aktiv an ihrem Problem mitarbeiten. |

| **...ist nicht auf das therapeutische Setting begrenzt.**<br>• Verändertes Verhalten soll in den Alltag integriert werden – dafür ist Übung notwendig. |
|---|
| **...ist transparent.**<br>• Es wird nichts ohne die Einwilligung und die Information des Betroffenen gemacht.<br>• Alle Schritte werden abgesprochen. |
| **... soll „Hilfe zur Selbsthilfe" sein.**<br>• Der Betroffene wird durch Übungen und Informationsvermittlung dazu befähigt, sich selbst zu helfen. |
| **...bemüht sich um ständige Weiterentwicklung**<br>• Durch die Orientierung an der Wissenschaft und der Annahme, dass sich das Wissen ständig verändert, wird eine Weiterentwicklung und Verbesserung der eingesetzten Methoden angestrebt.<br>(Berking, 2012; Margraf, 2018) |

Hier wird zwar immer wieder die Hilfe eines Therapeuten erwähnt, aber schließlich befinden wir uns in einem Ratgeber ohne die Anwesenheit eines Therapeuten. Die Grundprinzipien lassen sich auch wunderbar ohne fremde Hilfe anwenden. Keine Sorge: Sie werden lernen, wie man das macht.

## DIE KOGNITIVE VERHALTENSTHERAPIE

Jetzt schlagen wir endlich den Bogen zur kognitiven Verhaltenstherapie und setzen uns mit dem ersten Teil des Begriffs auseinander, nämlich dem „kognitiv(e)". In diesem Abschnitt klären wir, wie die Verhaltenstherapie den Vorsatz „kognitive" erhalten hat, welche Grundideen die kognitive Verhaltenstherapie verfolgt sowie welchen Nutzen und welche Anwendungen diese Therapieform hat.

### Die kognitive Wende und die kognitive Verhaltenstherapie

In den früheren Zeiten war die Psychologie sehr darum bemüht, die Grenzen zwischen den einzelnen Strömungen möglichst geschlossen zu halten (Margraf, 2018). Aber wie fast immer in der Psychologie gab es einige Kritiker, die infrage stellten, ob die

Gedanken- und Gefühlswelt, die die Behavioristen ganz außen vor ließen, nicht doch wichtige Hinweise auf das Befinden von Menschen geben kann. Und genau damit beschäftigt sich die kognitive Perspektive.

Der Begriff „kognitiv" umfasst das menschliche Denken und wissensbasierte Prozesse. Zu diesen Prozessen gehören zum Beispiel die Wahrnehmung, das Lernen, das Erinnern, das Denken und die Aufmerksamkeit.

(Gerrig & Zimbardo, 2008)

Die Kognitivisten, wie sich die Vertreter der kognitiven Perspektive nennen, nehmen nun an, dass der Mensch ein Verhalten oder eine Handlung zeigt, weil er eben denkt. Und andersherum denken Menschen, weil sie diese Fähigkeit besitzen (Gerrig & Zimbardo, 2008). Aber auch diese Perspektive ist nicht ausreichend, um das große Spektrum „Mensch" genau zu verstehen. So wurde die kognitive Perspektive vermehrt mit der behavioristischen Perspektive kombiniert. Denken, Fühlen und Verhalten wurde quasi in den Einklang gebracht und der Begriff der „kognitiven Verhaltenstherapie" war geboren. Natürlich lief das Ganze nicht so problemlos ab, aber diese einfache Darstellung soll uns in diesem Fall ausreichen.

**Grundideen der kognitiven Verhaltenstherapie**

Die kognitive Verhaltenstherapie – oder auch kurz: KVT – nimmt an, dass unsere Gefühle, Gedanken und Verhaltensweisen miteinander zusammenhängen und in Wechselwirkung stehen. Es wird davon ausgegangen, dass unsere Gedanken unsere Verhaltensweisen und Gefühle stark beeinflussen. Andersherum kann sich das Verhalten auch positiv oder negativ auf unsere Gefühle auswirken. Unbewusst können wir uns so verhalten, dass wir mit unseren Handlungen unsere Gefühle noch verstärken. Der Ansatzpunkt in der Therapie sind die Gedanken und das Verhalten. Durch deren Änderung kann dann eine Veränderung in den Gefühlen erreicht werden.

| **Die kognitive Verhaltenstherapie interessiert sich für die Wechselwirkung zwischen:** | |
|---|---|
| • Kognitionen/Gedanken | Was denken wir? |
| • Gefühlen/Affekten | Was fühlen wir? |
| • Verhalten | Was tun wir? |

(Stallard, 2015)

Wenn eine Störung vorliegt, dann herrscht ein verkehrtes Bild in der Wechselwirkung zwischen Denken, Fühlen und Verhalten. Weil Sie dieses Buch in die Hand genommen haben, wird das wahrscheinlich auch bei Ihnen so sein. Sie nehmen an, dass es eine Situation gibt, die Ihre unangenehmen Gefühle auslöst, woraufhin Sie sich dann in einer bestimmten Art und Weise verhalten. Jedoch ist es so, dass Gefühle und Verhalten durch das Denken erzeugt werden.

Wir interpretieren die Situation und unsere Gedanken entscheiden somit, welche Emotionen wir empfinden (Wilken, 2018). Der Knackpunkt hierbei ist, dass die Interpretation, also die Gedanken oder Denkmuster, nicht der Realität entsprechen, also dysfunktional sind. Wenn Sie sich beispielsweise mit einem Freund zum Kaffee trinken verabredet haben und dieser absagt, dann sind Sie wütend. Sie sind aber nicht wütend, nur weil die Situation das hergibt, sondern weil Sie sich Gedanken machen: „Ich nerve bestimmt.", „Das liegt ganz allein an mir.", „Er ist mir bestimmt noch böse, weil ich unser letztes Treffen abgesagt habe." Wenn man das in eine Übersicht überträgt, kann das so aussehen:

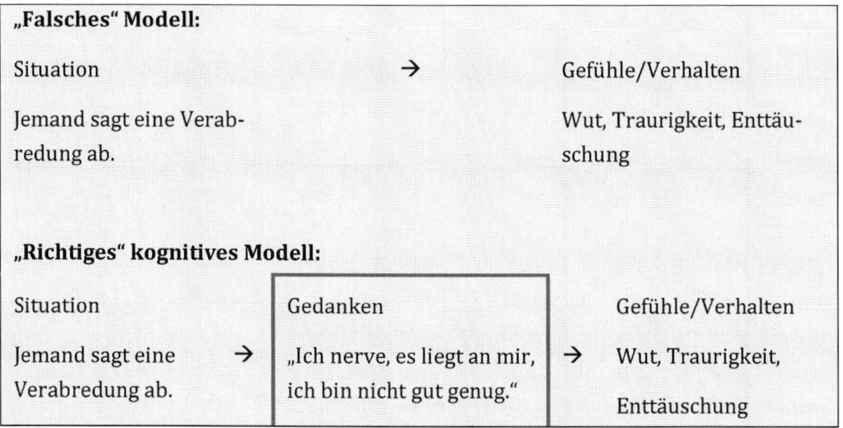


***Anmerkung***. Die Bezeichnungen „falsch" und „richtig" stehen nicht für das richtige oder falsche Denken, sondern lediglich für die Falschheit oder Richtigkeit des Modells im Kopf der Betroffenen. Abbildung modifiziert nach Wilken (2018).

In der Therapie geht es darum, die unzweckmäßigen oder dysfunktionalen Überzeugungen, die nicht der Realität entsprechen (im Schaubild rot), mit kognitiven Methoden zu ändern. Die lerntheoretischen Grundlagen werden eingesetzt, um das Verhalten zu verändern (Davison, Neale & Hautzinger, 2016). Wenn Sie sich noch einmal an die Grundprinzipien der Verhaltenstherapie erinnern, dann fällt Ihnen vielleicht ein, dass die Verhaltenstherapie an den prädisponierenden, auslösenden und aufrechterhaltenden Problembedingungen ansetzt. In der KVT wird auch keinesfalls geleugnet, dass nicht auch die prädisponierenden Faktoren zur Entstehung einer Störung beitragen. Jedoch liegt der Fokus vielmehr auf den auslösenden und aufrechterhaltenden Faktoren, wobei vor allem an den letztgenannten angesetzt wird, da wir eine Veränderung in der Zukunft erreichen wollen und nicht in der Vergangenheit (Margraf, 2018). Grundsätzlich gelten aber natürlich alle Grundprinzipien der Verhaltenstherapie auch für die KVT.

Somit ergeben sich folgenden Ziele einer Therapie beziehungsweise folgende Ziele für die Selbsthilfe in diesem Buch:

- Erkennen eigener Gedanken, Gefühle und Verhaltensweisen
- Bewerten der Gedanken, Gefühle und Verhaltensweisen nach ihrer Funktionalität oder Hinderlichkeit
- Änderung der Gedanken in die Richtung, dass man eine Situation wahrnehmen kann, ohne den Einfluss dysfunktionaler Denkmuster

(Carter, 2020)

**Kognitive Verhaltenstherapie – Wirkt das? Wie kann man sie für sich nutzen?**

Ich kann Ihnen natürlich viel über die Theorie der KVT erzählen, aber das beweist noch lange nicht, dass dieser Ansatz überhaupt wirkt. Da die KVT sich aber an der empirischen Wissenschaft orientiert (Sie erinnern sich), sind Belege für die Wirksamkeit natürlich vorhanden. Viele Institutionen und Forschergruppen haben weltweit die Effektivität der KVT untersucht.

Dazu gehören zum Beispiel das Britische Gesundheitsministerium (UK Department of Health, 2001), das *National Institute for Health and Care Excellence* (2017) oder im deutschen Sprachraum die Deutsche Gesellschaft für Psychologie (2017). Grundsätzlich lässt sich festhalten, dass die Verhaltenstherapie die am besten gestützte Therapieform mit dem besten Therapieerfolg ist.

Wenn wir einmal im deutschsprachigen Raum bleiben, dann lässt sich feststellen, dass diese Entdeckung bereits sehr früh gemacht wurde – nämlich im Jahre 1994 von Grawe, Donati und Bernbauer. Die Namen müssen Sie sich auf keinen Fall merken, aber in der Psychologie ist es nun einmal so üblich, dass man die Forscher so angibt. Nun wieder zurück zur Studie: Die KVT wurde mit psychoanalytischen, gesprächspsychotherapeutischen sowie familientherapeutischen Verfahren verglichen und schnitt dort am besten ab.

Da die KVT natürlich auch den Anspruch hat, sich ständig weiterzuentwickeln, werden solche Studien von anderen Forschergruppen (oder manchmal auch von denselben

Personen) wiederholt und überprüft. In unserem Beispiel ist das 2005 geschehen, als Butler, Chapman, Forman und Beck erneut die Wirksamkeit der KVT untersuchten. Den Namen Beck können Sie sich in diesem Fall doch einmal merken, denn diesen werden wir im nächsten Kapitel nochmals antreffen. In einer Übersichtsarbeit (in der Fachsprache: Meta-Analyse) haben die genannten Forscher herausgestellt, dass die KVT eine gute Wirksamkeit bei Depressionen, Angststörungen, Panikstörungen, Agoraphobie, Sozialphobie, posttraumatischer Belastungsstörung und Zwangsstörungen vorweisen kann.

Dieses Spektrum konnte noch um die somatoformen Störungen, Essstörungen, Ärger und das Stresserleben erweitert werden (Hofmann, Asnaani, Vonk, Sawyer & Fang, 2012).

Befunde, die sonst für die KVT gelten:

- Bessere Stabilität des Therapieerfolgs (Butler, Chapman, Forman & Beck, 2006)
- Niedrigere Abbrecherquote bei Angststörungen (Gould, Otto & Pollack, 1995)
- Gute Dauerhaftigkeit der Wirkung (Gould, Otto & Pollack, 1995)
- Rückfallrate liegt bei Depression und bei Angststörungen bei maximal 20-30 Prozent (vgl. mit den Werten der medikamentösen Therapie: 60-80 Prozent) (Lambert & Ogles, 2004)
- Wirkt nicht nur im therapeutischen Setting, sondern auch unter Praxisbedingungen (Opelt, Risch & Wilz, 2019)

***Anmerkung***. Befunde gelten immer für den Vergleich mit anderen Therapieformen.

Jedoch ist an dieser Stelle auch anzumerken, dass die KVT natürlich keinen hundertprozentigen Erfolg verspricht. Und solange das noch so ist, dürfen andere therapeutische Richtungen nicht vernachlässigt werden (Margraf, 2018). Es gibt jedoch ein sogenanntes „Sequenzmodell", welches die wichtigsten Ansatzpunkte für die Behandlung psychischer Probleme beinhaltet. Dabei wird eine Rangreihe aus verschiedenen Methoden gebildet. In folgender Reihenfolge sollte an Probleme herangegangen werden:

1. Selbsthilfe, Laienhilfe
2. Beratung, unterstützende Gespräche
3. Gezielte Therapie der psychischen Störung

a. Verhaltenstherapie

b. Andere psychotherapeutische oder medikamentöse Interventionen

c. Langzeitbegleitung nach gescheiterter Therapie

(Margraf, 2018, S. 29)

Wie Sie sehen, befindet sich die Verhaltenstherapie bei der gezielten Therapie an oberster Stelle, was noch einmal die Stellung dieser Therapieform hervorhebt. Außerdem sehen Sie auch, dass sich an der ersten Stelle der Rangfolge die Selbsthilfe befindet – und genau das haben wir in diesem Buch vor.

Da die KVT ein breites Spektrum an psychischen Problemen behandeln kann, ist es gar nicht so leicht, da den Überblick zu behalten. Wenn Sie sich nun fragen, ob die KVT für Sie das Richtige ist, dann können Sie gerne die folgende Übung durchführen. In der unten aufgeführten Tabelle finden Sie eine Reihe von Problemen, bei denen die KVT helfen kann. Ihre Aufgabe ist es, zu markieren, welche Probleme Sie im Rahmen der Selbsthilfe dieses Buches gerne bearbeiten möchten. Dabei ist es vollkommen normal, mehrere Möglichkeiten anzukreuzen. Es ist nämlich so, dass sich viele Probleme durchaus überschneiden können.

| **Psychische Störungen** | | | |
|---|---|---|---|
| Agoraphobie | | Persönlichkeitsstörungen | |
| Angststörung | | Phobien | |
| Burnout | | Posttraumatische Belastungsstörung | |
| Depression | | Somatoforme Störungen | |
| Essstörungen (Bulimie, Anorexie) | | Soziale Phobie | |
| Körperdysmorphe Störung | | Sucht | |
| Panikstörung | | Zwangsstörungen | |
| **Andere Beschwerdebilder** | | | |
| Aggression | | Schamgefühle | |
| Ärger | | Schuldgefühle | |
| Chronische Schmerzen | | Schwierigkeiten bei Entscheidungen | |
| Erschöpfung | | Ständige Besorgnis | |
| Geringes Selbstwertgefühl | | Stress | |

| Negatives Selbstbild | | Übermäßiges Grübeln | |
|---|---|---|---|
| Panikattacken | | Unklarheit über eigene Ziele | |

(in Anlehnung an Willson & Branch, 2013; Pfannschmidt, 2019)

Da Ihnen nun bekannt ist, welche Probleme Sie mit der Hilfe dieses Buches bearbeiten wollen, können wir langsam in die Behandlung einsteigen. Bevor es aber so weit ist, erkläre ich Ihnen im nächsten Abschnitt, wie wir an die Sache herangehen werden.

## WORAN ORIENTIERT SICH DER AUFBAU DIESES BUCHES?

Das Oberthema des Buches nicht gleich zu Beginn zu erklären, ist wahrscheinlich genauso unüblich, wie Erklärungen zum Aufbau des Buches so weit hintenanzustellen. Allerdings passiert genau das jetzt gerade. Ich erkläre Ihnen, warum das so ist.

Damit der Aufbau des Buches genauer erklärt werden kann, mussten Sie erst einmal verstehen, was es mit den Begriffen Lernen, Verhalten, Kognition, Dysfunktion und so weiter auf sich hat. Vor allem war es aber wichtig, dass Sie das Grundkonzept der kognitiven Verhaltenstherapie verstehen: Es herrschen dysfunktionale Denkmuster vor, die unser Verhalten und unsere Gefühle beeinflussen.

Der Ansatzpunkt einer Therapie sind deshalb immer die dysfunktionalen Denkmuster. Bis hier her nichts Neues. Den Vorgang, der Identifikation und Modifikation dieser Überzeugungen nennt man kognitive Umstrukturierung. Und das ist genau das, was wir in diesem Buch vorhaben: Eine kognitive Umstrukturierung vornehmen. Diese Technik läuft nach einem ganz bestimmten Muster ab:

1. Die Vermittlung des kognitiven Modells
2. Die Identifikation dysfunktionaler Gedanken
3. Das Infragestellen dysfunktionaler Gedanken und das Erarbeiten funktionalerer Gedanken
4. Das Einüben neuer funktionaler Gedanken

***Anmerkung.*** Es versteht sich, dass Gedanke und Kognition hier synonym verwendet werden.

Wenn Sie jetzt aufmerksam gelesen und das Inhaltsverzeichnis schon verinnerlicht haben, dann werden Sie feststellen, dass der Aufbau des Buches sich an diese Technik anlehnt. Das erlaubt es uns, optimal in die einzelnen Bestandteile hineinzuschauen und gleich dort mit Übungen und Interventionen anzusetzen. Also: Sind Sie bereit, die Reise Ihrer kognitiven Umstrukturierung anzutreten? Dann geht es jetzt los!

# Vermittlung des kognitiven Modells

Würden wir uns jetzt persönlich gegenübersitzen, dann wäre der erste Schritt im Ablauf der Therapie eigentlich, dass wir uns kennenlernen. Da Sie selbst aber Ihr eigener Therapeut sind, würde das jetzt wenig Sinn machen. Natürlich können Sie sich auch gerne vor den Spiegel setzen und sagen, „Hallo, mein Name ist XY und ich werde für die nächsten Sitzungen Ihr Therapeut sein."

Ok, Spaß beiseite. In den ersten Sitzungen geht es, neben dem Kennenlernen, vor allem darum, dass der Betroffene die ganze Theorie der Therapie überhaupt versteht. In der Fachsprache spricht man von Psychoedukation. „Psycho" für die Psychologie und „Edukation" für die Vermittlung von Wissen. Da das erste Kapitel dieses Buches Sie schon theoretisch eingeleitet hat, haben Sie vieles bereits gelernt.

Deswegen geht es nun vor allem darum, noch etwas tiefer in die Materie einzudringen. Weil das Oberthema dieses Kapitels „Vermittlung des kognitiven Modells" lautet, haben Sie sich wahrscheinlich schon gedacht, dass es darum gehen wird, Ihnen das kognitive Modell zu vermitteln.

Wenn Sie das vorherige Kapitel aufmerksam verfolgt haben, denn werden Sie festgestellt haben, dass Ihnen dieses Modell schon vermittelt wurde. Deswegen können wir nun direkt dazu übergehen, in die einzelnen Verfahren der KVT einzutauchen, die Ihnen sonst nicht in einer Therapie beigebracht, sondern nur angewendet werden.

## DAS UMFANGREICHE SAMMELSURIUM AN VERFAHREN

Grundsätzlich lassen sich drei Gruppen von Verfahren unterscheiden: die Basisfertigkeiten, die störungsübergreifenden therapeutischen Maßnahmen und die störungsspezifischen Therapieprogramme. In diese Verfahrensgruppen werden wir nun im Einzelnen eintauchen und zum Abschluss des Kapitels klären, welche dieser ganzen Verfahren man nun eigentlich einsetzen soll.

**Basisfertigkeiten**

Die erste Gruppe der Verfahren können wir relativ zügig abhaken, denn hier geht es unter anderem um die Beziehungsgestaltung, Gesprächsführung und die Motivationsarbeit

(Margraf, 2018). Die ersten beiden Punkte können wir etwas hinten herunterfallen lassen, da wir uns nicht in einem persönlichen Gespräch befinden und Sie, wie oben schon gesagt, Ihr eigener Therapeut sind.

Da Sie aber trotzdem wissen sollen, um was es hier gehen würde, gebe ich Ihnen eine kurze Zusammenfassung. Bei der Beziehungsgestaltung geht es um die Therapeut-Klient-Beziehung. Nach dem Handbuch therapeutischer Beziehungen (Hermer & Röhrle, 2008) gehören folgende Punkte zu einer guten Beziehung: Vertrauen, Einfühlungsvermögen, Sympathie, ausreichend Zeit, lösungsorientiertes Vorgehen und respektvoller Umgang. Mit der Beziehung ist jedoch keine romantische Beziehung gemeint, denn das ist verboten. Grundsätzlich gilt eine professionelle Distanz zwischen dem Therapeuten und Klienten (Pro Psychotherapie e. V., o. J.).

Eine gute Grundlage der Therapeut-Klient-Beziehung ist die Gesprächsführung, bei der es darum geht, dass der Therapeut Ihnen das ganze Wissen auch so vermittelt, dass Sie es verstehen (Hoyer, Jacobi & Leibing, 2003). Dazu gehört natürlich auch eine freundliche Wortwahl, eine klare Ausdrucksweise und der Verzicht auf Umgangssprache (Kanfer et al., 1996, zitiert nach Hoyer, Jacobi & Leibing, 2003). Den Punkt Motivationsarbeit werden wir in einem späteren Teil dieses Buches noch einmal aufgreifen.

**Störungsübergreifende therapeutische Techniken**

Die zweite Gruppe der Verfahren nennt sich „störungsübergreifende therapeutische Techniken“. Wie der Name schon andeutet, geht es hierbei um Verfahren, die unabhängig von der Störung eingesetzt werden können, sei es nun bei einer Angststörung, Depression, Persönlichkeitsstörung oder auch bei einem anderen Problem, wie zum Beispiel übermäßigem Grübeln. Man unterscheidet hier nochmals zwischen verschiedenen Verfahrensgruppen. Wir konzentrieren uns vor allem auf die Techniken der Stimulus- und Konsequenzkontrolle sowie auf die kognitiven Verfahren, da diese am weitesten verbreitet sind. In diese Techniken werden wir nun im Einzelnen hineinschauen.

*Techniken der Stimuluskontrolle*

Die Techniken der Stimuluskontrolle nennt man auch Konfrontations- oder Expositionsverfahren. Wie Sie sich aus den oberen Abschnitten vielleicht noch erinnern, ist Stimulus das englische Wort für Reiz. Es geht hier also um eine Reizkontrolle, wobei der auslösende Reiz kontrolliert wird (Neudeck & Lang, 2011). Hier lassen sich die systematische Desensibilisierung, die Reizüberflutung und die Habituation unterscheiden. Die Grundlagen dieser Verfahren kennen Sie bereits aus den assoziativen und nicht-assoziativen Lernprozessen. Schauen wir einmal in die einzelnen Verfahren hinein.

**Systematische Desensibilisierung.** Sensibilisierung bedeutet, dass die Reaktionsbereitschaft auf einen Reiz erhöht wird (Pauli, Rau & Birbaumer, 2018). Dementsprechend macht eine Desensibilisierung das genaue Gegenteil: Die Reaktionsbereitschaft auf einen Reiz wird verringert. Der Begriff „systematisch" sagt aus, dass bei diesem Verfahren ein schrittweises Vorgehen angewendet wird.

Anwendung findet diese Technik vor allem bei Angststörungen. Grundsätzlich wird bei der systematischen Desensibilisierung eine Entspannungsmethode mit einem unangenehmen Reiz gekoppelt. Bevor das aber geschehen kann, muss im Sinne eines systematischen Vorgehens erst einmal eine sogenannte „Angsthierarchie" erstellt werden. Dabei werden die Reize aufgegliedert von *am wenigsten angstauslösend* bis *am stärksten angstauslösend* (Maercker & Weike, 2018).

Im Anschluss daran erfolgen mehrere Desensibilisierungssitzungen. Dabei stellt sich der Klient im entspannten Zustand eine angstauslösende Situation vor. Man beginnt mit dem am wenigsten angstauslösenden Reiz und steigert die Intensität so lange, bis der Klient sich auch die schwierigste Situation angstfrei vorstellen kann (Maercker & Weike, 2018). Wie Sie es beim Lesen vielleicht erkannt haben, kommt es hier zur Anwendung der klassischen Konditionierung. Schauen Sie sich für das bessere Verständnis gerne das folgende Beispiel an:

„Eine 21-jährige Studentin hat Schwierigkeiten beim Halten von Vorträgen in den Seminaren ihres Studiengangs. Beim Vortreten vor ihre Mitstudentinnen und Mitstudenten bekommt sie rote Wangen, beginnt, zu zittern und zu stottern. Auch das Warten, bis sie endlich mit dem Referat an der Reihe ist, wird von übermäßigem Schwitzen, Herzrasen und Zittern begleitet. Allein schon der Gedanke an ein Referat macht sie unruhig und sie würde am liebsten die Situation verlassen." Nehmen wir an, dass in diesem Beispiel die unangenehmste Situation das Referat vor anderen Menschen ist.

Für eine systematische Desensibilisierung ergibt sich dann folgendes Schema:

**Ausgangssituation**

| | | | |
|---|---|---|---|
| Fachbegriff | Konditionierter Reiz 1 | → | Konditionierte Reaktion 1 |
| Fallbeispiel | Referat vor Menschen | → | Angst |

**Entspannung**

| | | | |
|---|---|---|---|
| Fachbegriff | Konditionierter Reiz 2 | → | Konditionierte Reaktion 2 |

| | | | |
|---|---|---|---|
| Fallbeispiel | Entspannungsverfahren | → | Ruhe und Entspannung |
| **Desensibilisierung** | | | |
| Fachbegriff | Konditionierter Reiz 1 + Reiz 2 | → | Konditionierte Reaktion 2 |
| Fallbeispiel | Referat + Entspannung | → | Ruhe und Entspannung |
| **Ergebnis** | | | |
| Fachbegriff | Konditionierter Reiz 1 | → | Konditionierte Reaktion 2 |
| Fallbeispiel | Referat | → | Ruhe und Entspannung |

***Anmerkung***. Wie die Angst erlernt wurde, soll für uns nicht interessant sein und wurde deshalb in dem Schaubild weggelassen.

Die Studentin hat im Rahmen ihrer Therapie eine Entspannungsmethode erlernt, die sie sich zusammen mit dem angstauslösenden Reiz vorstellen soll. Die Vorstellung beider Reize führt dazu, dass die ursprüngliche Angst durch Ruhe und Entspannung ersetzt wird. Natürlich muss dieser Vorgang noch in der Realität eingeübt werden. Wenn die angstauslösenden Reize in der Realität aufgesucht werden, spricht man vom Habituationstraining (Neudeck & Lang, 2011).

**Habituation.** Beim Habituationstraining werden unangenehme Reize schrittweise und systematisch in der Realität dargeboten. Statt sich das Referat vor Menschen nur vorzustellen, wird dann tatsächlich ein Referat vor Menschen gehalten. Auch hier wird mit dem am wenigsten angstauslösenden Reiz begonnen.

Die Reaktion, in unserem Beispiel die Angst, nimmt von Mal zu Mal ab, wobei die Fortschritte zu Beginn natürlich größer sind. Wenn der Reiz dann für eine gewisse Zeit nicht mehr oder in anderer Form auftritt, kann die ursprüngliche Reaktion wiederkommen (Lass-Hennemann, Tuschen-Caffier & Michael, 2018). Hierbei spricht man dann von Dishabituation, wenn Sie sich noch erinnern.

Deshalb ist es umso wichtiger, alle möglichen Situationen durchzuspielen und immer wieder zu üben, damit der Therapieerfolg nicht kaputt gemacht wird. Wenn die Reize nicht nacheinander, wie bei der Habituation und Desensibilisierung, sondern auf einmal dargeboten werden, spricht man von Reizüberflutung.

**Reizüberflutung**. Reizüberflutung bedeutet, dass die Stimuli sehr schnell und in einem intensiven Ausmaß dargeboten werden. Es wird hier also keine Angsthierarchie erstellt, sondern direkt mit dem gefürchtetsten Reiz begonnen (Lass-Hennemann, Tuschen-Caffier & Michael, 2018). Sie können sich das zum Beispiel so vorstellen, dass Sie bei einer Spinnenphobie in einem Glaskasten stehen und auf einmal sehr viele Spinnen durch eine Tür in der Decke auf Sie fallen gelassen werden. Wenn Sie sich auf diesen Reiz einlassen und erleben, dass die befürchteten Konsequenzen, wie zum Beispiel ohnmächtig zu werden oder eine Panikattacke zu bekommen, nicht eintreten, dann ist die Wahrschein–lichkeit sehr groß, dass Sie sich auch auf weniger angstauslösende Stimuli einlassen werden (Lass-Hennemann, Tuschen-Caffier & Michael, 2018). Sie können dann zum Beispiel leichter ein Bild von einer Spinne betrachten oder eine Spinne auf die Hand nehmen.

**WICHTIG**: Versuchen Sie bitte nie, sich selbst einer der genannten Verfahren zu unterziehen. Vorhergehende Ausführungen dienen lediglich der Information und sollen nicht als Anleitung betrachtet werden. Im Therapeut-Klient-Setting ist immer noch eine Person da, die Ihre Ängste und eventuelle physiologische Reaktionen auffangen kann.

*Techniken der Konsequenzkontrolle*

Schauen wir nun in die Gruppe der Techniken zur Konsequenzkontrolle, die auch „operante Techniken/Verfahren“ genannt werden. Die operanten Verfahren bauen, wie der Name das schon vermuten lässt, auf der operanten Konditionierung auf. Viele der hier eingesetzten Methoden werden Ihnen aus dem vorherigen Kapitel bekannt vorkommen, aber ich habe Ihnen ja versprochen, dass wir da noch einmal einen Blick drauf werfen werden. Im weiteren Verlauf dieses Abschnitts werden wir uns die einzelnen Techniken der Konsequenzkontrolle genauer ansehen.

Im Unterschied zu den Techniken der Stimuluskontrolle können Sie sich von diesen Methoden einige abschauen und in Ihr Behandlungsprogramm mit aufnehmen.

Beginnen wir mit der **Verstärkung**. Wie bei den assoziativen Lernprozessen schon gesagt, geht es bei der Verstärkung darum, dass ein Verhalten mit höherer Wahrscheinlichkeit wieder auftreten wird, wenn danach ein Verstärker dargeboten wird (Gerrig & Zimbardo, 2008). Folgt eine Belohnung oder eine Bekräftigung auf ein Verhalten, spricht man von positiver Verstärkung (Kiesel & Koch, 2012). Bei der negativen Verstärkung wird ein unangenehmer Reiz nach einer Reaktion entfernt, was trotzdem dazu führt, dass das Verhalten mit höherer Wahrscheinlichkeit wieder auftritt (Gerrig & Zimbardo, 2008). Wichtig ist nur, dass der Zusammenhang zwischen dem Verhalten und der Verstärkung deutlich ist (Maercker & Machmutow, 2018). Eine „Sonderform“ ist das sogenannte *Token*-System (deutsch: Münzverstärkungssystem). Ein Token bezeichnet ein „Objekt mit Tauschwert" (Maercker & Machmutow, 2018, S. 571).

Im Rahmen dieser Technik wird das erwünschte Verhalten definiert und dafür eine Belohnung festgelegt. Wenn das erwünschte Verhalten gezeigt wurde, bekommt man zum Beispiel eine Spielmünze, die man später für andere Verstärker einlösen kann. Andere Verstärker können Geld, Süßigkeiten oder Spielzeug sein. Der Fantasie sind hier keine Grenzen gesetzt. Sie selbst können Verstärkung einsetzen, indem Sie sich selbst für die Erreichung bestimmter Ziele belohnen (siehe dazu: Wie stellt man optimale Ziele auf?).

Ein weiteres Verfahren ist die **Löschung**, die wir im Rahmen der Konditionierungsvorgänge gar nicht besprochen haben, die aber dazu gehört. Löschung tritt auf, wenn der konditionierte Stimulus nicht mehr mit dem unkonditionierten Stimulus gepaart wird (Kiesel & Koch, 2012). Wenn bei unserem Hundeexperiment also nicht mehr das Glockenläuten zusammen mit dem Futter dargeboten wird, dann wird die Glocke nicht mehr allein den Speichelfluss des Hundes hervorrufen können.

Das Glockenläuten muss dazu einige Durchgänge lang ohne das Futter dargeboten werden, bis die Hunde einfach nur noch mit Neugier reagieren, wie vor der Konditionierung. In der Praxis setzt man vor allem das bewusste Ignorieren von Verhaltensweisen ein. Eine „Sonderform" ist die *Time-Out*-Technik (deutsch: Auszeit-Methode). Wenn ein unerwünschtes Verhalten gezeigt wird, dann werden alle Verstärker unerreichbar gemacht (Maercker & Machmutow, 2018). Vielleicht ist Ihnen aus der Schule noch im Kopf geblieben, wie der Klassenclown den Raum verlassen musste. Genau das ist die Time-Out-Technik. Dieses Verfahren ist allerdings nicht als Bestrafung gedacht, sondern als Möglichkeit, über das Fehlverhalten nachzudenken (Maercker & Machmutow, 2018).

Sie selbst können diese Technik anwenden, indem Sie bei dem Auftreten eines unerwünschten Verhaltens oder eines dysfunktionalen Gedankens den Raum verlassen und eine neutralere Umgebung aufsuchen, um über die Situation nachzudenken.

Neben der Verstärkung gibt es noch die **Bestrafung**, wobei auch hier wieder zwischen positiver und negativer Bestrafung unterschieden wird. Bestrafung wird dafür eingesetzt, dass das Verhalten mit einer geringeren Wahrscheinlichkeit wieder auftritt. Bei der positiven Bestrafung wird ein unangenehmer Reiz als Konsequenz auf ein unerwünschtes Verhalten eingesetzt.

Jedoch argumentierte schon Skinner, dass die positive Bestrafung ungeeignet ist, um Verhaltensweisen auf längere Sicht abzubauen. Auch heute werden Bestrafungen kaum noch eigesetzt, da sie menschlich höchst bedenklich sind. Bei einer negativen

Bestrafung werden angenehme Konsequenzen entzogen (Gerrig & Zimbardo, 2008). Man spricht dabei auch von *Response-Cost* oder auf Deutsch von einem Verstärkerentzug. Bei dieser Maßnahme erfolgt der Entzug vorher erhaltener Verstärker, wenn ein unerwünschtes Verhalten gezeigt wurde. Negative Bestrafung wird auch heute noch eingesetzt und ist weniger bedenklich als die positive Bestrafung (Maercker & Machmutow, 2018).

Sie selbst können die Response-Cost-Methode einsetzen, indem Sie sich die beim Token-System erhaltenen Verstärker beziehungsweise Belohnungen einfach wieder entziehen. Das erfordert natürlich Selbstbeherrschung und Disziplin.

Auch bei den operanten Verfahren gibt es die Methode der **Stimuluskontrolle**. Das heißt, dass eine „Person lernt, dass nur auf bestim-mtes Verhalten eine (negative) Konsequenz [...]" folgt „[...] während auf ein anderes Verhalten entweder keine oder eine positive Konsequenz folgt" (Maercker & Machmutow, 2018, S. 573).

Das Auftreten des erwünschten Verhaltens kann erhöht werden, indem Bedingungen geschaffen werden, die dieses Verhalten fördern. Dabei werden dann auch die Reize beseitigt, die das unerwünschte Verhalten auslösen können (Maercker & Machmutow, 2018, S. 573). Stimuluskontrolle findet zum Beispiel Anwendung bei Schlafstörungen (Müller & Paterok, 2010). Die Grundidee ist, dass das Bett nur als Ort zum Schlafen benutzt werden darf.

Bestimmtes Verhalten, wie zum Beispiel Essen, Lesen oder Fernsehen, führt dazu, dass das Bett nicht mehr mit der beruhigenden Tätigkeit des Schlafens verbunden wird, sondern mit allen vorher genannten Tätigkeiten. Man möchte Betroffene aber wieder dahin bekommen, dass sie allein beim Anblick des Bettes müde werden.

Letztendlich bleibt uns noch eine ganze Reihe an Methoden des Verhaltensaufbaus. Dazu gehören die Ausformung, die Verkettung, das Soufflieren und das Verblassen. Die **Ausformung** (englisch: *Shaping*) bedient sich den Methoden der positiven Verstärkung. Dabei werden einzelne Verhaltensschritte aufgebaut, die vorher noch nicht bei einer Person vorhanden waren. Dafür wird ein komplexes Verhalten in einzelne Schritte zerlegt und jene Schritte, die in die Richtung des erwünschten Verhaltens gehen, werden verstärkt (Maercker & Machmutow, 2018). Lesen Sie für das bessere Verständnis folgendes Fallbeispiel:

„Eine sozial unsichere junge Frau will sich in einem übervollen Zug einem Mitreisenden gegenüber zur Wehr setzen. Dieser hält einen Sitzplatz besetzt, den sie schon vor 3 Wochen vorausschauend reserviert hatte."

(Junge-Hoffmeister, 2011, S. 515)

In diesem Fall wäre das Ziel, dass die junge Frau sich weiter zur Wehr setzt, wenn sie im Recht ist. Verstärkt werden dann zum Beispiel folgende Verhaltensweisen: Blickkontakt, aufrechte Körperhaltung oder bestimmende Formulierungen (Junge-Hoffmeister, 2011).

Die **Verkettung** nennt man auf Englisch auch *Chaining*. Der Ablauf ist quasi der gleiche wie beim Shaping, nur in umgekehrter Reihenfolge. In diesem Fall wird also der letzte Verhaltensschritt in der Verhaltenskette verstärkt. Auch hier wieder ein Fallbeispiel:

„Einer Patientin wird beim Anziehen bis hin zum letzten Schritt geholfen. Dieser letzte Schritt besteht im Anziehen des Rocks, den die Patientin selbst erledigen soll und für den sie gelobt wird. Beim nächsten Mal ist man der Patientin behilflich bis zum vorletzten Schritt, den Rest soll sie selbst erledigen, hierfür wird sie gelobt usw."

(Maercker & Machmutow, 2018, S. 573)

Beim **Soufflieren** oder Antreiben (englisch: *Prompting*) wird das erwünschte Verhalten durch sprachliche oder nicht-sprachliche Hilfestellungen verstärkt. Durch diese Hilfestellungen soll die Aufmerksamkeit des Betroffenen auf das erwünschte Verhalten gelenkt werden.

Wenn Sie schon einmal im Theater waren, dann wird Ihnen der Begriff „Souffleur" oder „Souffleuse" vielleicht etwas sagen. Das sind die Personen, die den Schauspielern auf der Bühne den Text vorsagen, wenn sie ihn vergessen haben. Nichts anderes macht das Soufflieren. In Rollenspielen kann durch Instruktionen („Sprechen Sie noch etwas lauter!") und Aufmunterungen („Machen Sie weiter so!") geübt werden (Junge-Hoffmeister, 2011).

Abschließend bleibt noch das **Verblassen** oder *Fading*. Dabei werden die Verstärker Schritt für Schritt weggenommen, bis die betroffene Person das erwünschte Verhalten von allein zeigt. Diese Methode ist vor allem wichtig beim Übergang von der Therapie in die „reale Welt" (Maercker & Machmutow, 2018).

*Kognitive Verfahren*

Wenden wir uns nun noch kurz der Gruppe der kognitiven Verfahren zu. Zur Erinnerung: Wir befinden uns immer noch bei den störungsübergreifenden therapeutischen Techniken, aber nicht mehr lange, denn wir können die kognitiven Verfahren recht zügig im Rahmen unserer Psychoedukation abschließen. Warum?

Weil das ganze Buch quasi voll mit diesen Techniken ist und es Sie nur langweilen würde, wenn alles doppelt und dreifach erzählt werden würde. Die meisten Techniken finden Anwendung im nächsten Kapitel und damit auch in den Übungen. Und mit diesem offenen Ausgang leite ich nun über in die störungsspezifischen Therapieprogramme.

**Störungsspezifische Therapieprogramme**

Nun befinden wir uns schon in der dritten Gruppe von Verfahren. Anders als die störungsübergreifenden therapeutischen Maßnahmen geht es bei dieser Gruppe um Programme, die für bestimmte Störungen entwickelt wurden.

Im Laufe der Jahre haben sich viele solcher Therapieprogramme herausgebildet, die sich auf die Besonderheiten der jeweiligen Störungen fokussieren. Wir picken uns dabei drei Verfahren heraus, von denen wir einzelne Elemente für unsere Selbsthilfe herausnehmen können.

Viele Programme sind zwar spezifisch für bestimmte Störungen, jedoch lassen sich einige Maßnahmen auf andere Problembereiche übertragen. Wir werden uns genauer mit der kognitiven Verhaltenstherapie nach Beck, der Rational-Emotiven Therapie nach Ellis und dem Selbstinstruktionstraining nach Meichenbaum beschäftigen.

*Kognitive Verhaltenstherapie nach Beck*

Die wahrscheinlich bekannteste störungsspezifische Therapie ist die kognitive Verhaltenstherapie nach Aaron Temkin Beck. Vielleicht kommt Ihnen der Name noch aus einem der oberen Abschnitte bekannt vor, als ich Ihnen angekündigt habe, dass wir ihn noch einmal antreffen werden. Ursprünglich wurde dieses Programm zur Erklärung der Entstehung und Aufrechterhaltung von Depressionen entwickelt. In späteren Erweiterungen wurden dann die Angst- und Persönlichkeitsstörungen sowie die Substanzabhängigkeit mit einbezogen, bis es dann so weit war, dass sich die Methoden auf alle Störungen anwenden ließen, bei denen dysfunktionale Denkmuster auftreten (de Jong-Meyer, 2018).

Sie erinnern sich: Denkmuster tragen dazu bei, wie wir uns fühlen und verhalten. Und genau das war auch der Ausgangspunkt dieser Therapie. Beck hat angenommen, dass Kognitionen, also Gedanken, Vorstellungen, Einstellungen, Erwartungen und Wahrnehmungen, unser emotionales Befinden beeinflussen. Wenn dann Denkfehler vorliegen, kann es zu psychischen Belastungen kommen.

Den Denkfehlern liegen schädliche Grundannahmen, sogenannte Schemata, zugrunde, die sich aus vergangenen Erfahrungen in der Lebensgeschichte herausgebildet haben (de Jong-Meyer, 2018). Im Abschnitt zu den Grundprinzipien der Verhaltenstherapie habe ich Ihnen schon gesagt, dass die Verhaltenstherapie an den prädisponierenden, auslösenden und aufrechterhaltenden Problembedingungen ansetzt, wobei der Fokus vor allem auf den aufrechterhaltenden Bedingungen liegt, da man die Zukunft und nicht die Vergangenheit ändern möchte.

Becks Therapieprogramm setzt nun also auch schon an den auslösenden Faktoren an, um zu verstehen, wie sich die Denkfehler entwickelt haben und wie sie entstanden sind (de Jong-Meyer, 2018). Wenn man diese dysfunktionalen Schemata einmal gelernt hat, dann können sie durch belastende Situationen immer wieder aktiviert werden (Beck, Rush, Shaw & Emery, 1981). Überzeugungen und Gedanken können auf drei Bereiche bezogen sein: sich selbst, die Umwelt und die Zukunft. Besonders bei Depressionen sind diese drei Schemata bedeutsam. Zusammen bilden sie die sogenannte „kognitive Triade". Synonym verwendet man auch das Depressionsdreieck oder die Beck'sche Trias/Triade. In der folgenden Tabelle können Sie sehen, wie sich diese drei Schemata äußern.

| **Schema** | **Was denken Betroffene?** |
|---|---|
| • die eigene Person | • betroffene Personen haben ein negatives Selbstbild<br>• die Selbstwahrnehmung ist in eine negative Richtung verzerrt<br>• Mittelpunkt des Denkens sind die eigenen Fehler, die eigenen<br>Unzulänglichkeiten und das eigene Versagen<br>• die Ursachen für negative Erfahrungen werden nur bei sich selbst<br>gesucht |
| • die eigene Umwelt | • die eigene Umwelt wird als negativ betrachtet<br>• es werden nur die Punkte aufgenommen, die die eigene negative Sicht<br>bestätigen |
| • die eigene Zukunft | • negative Zukunftserwartungen<br>• die betroffenen Personen sind überzeugt, dass ihr negativer Zustand<br>noch bis in die Unendlichkeit anhalten wird |

| | • eigene Ziele können nie erreicht werden |
|---|---|

(Beck, Rush, Shaw & Emery, 1981; de Jong-Meyer, 2018)

Schauen wir uns zum besseren Verständnis das kognitive Modell einmal in einem Schema und anhand eines Fallbeispiels an:

> „Sybilles Eltern lebten in ständigem Streit. Sie lernte, sich zurückzuziehen und sich aus der Schussbahn zu halten, um nicht den Zorn ihrer Eltern auf sich zu lenken. Sie versuchte immer, ein braves Mädchen zu sein und niemanden zu verärgern."
>
> (Branch & Willson, 2013)

| **Allgemeines kognitives Modell** | **Fallbeispiel „Sybille"** |
|---|---|
| Grundüberzeugungen/kognitive Schemata, die aus Kindheitserfahren hervorgehen<br>↓ | • häufiger Streit der Eltern<br>• möchte keine Aufmerksamkeit auf sich lenken<br>• Überzeugung: „Ich bin unbedeutend!"<br>↓ |
| Aktivierung der Schemata durch belastende<br>Situationen<br>↓ | • zum Beispiel: ein Streit mit dem Partner, Stress<br>auf der Arbeit<br>↓ |
| Schemata aktivieren kognitive Annahmen | „Alle Menschen werden sich gegen mich wenden." |
| Annahmen aktivieren automatische Gedanken<br>↓ | „Es darf kein Streit entstehen."<br>↓ |
| Automatische Gedanken führen zu Reaktionen | • zum Beispiel: Rückzug aus Beziehungen, soziale<br>Einsamkeit |

***Anmerkung***. Abbildung in Anlehnung an Stallard (2015), S. 14.

Um die Auseinanderhaltung der Schemata, kognitiven Annahmen und automatischen Gedanken wird es im nächsten Kapitel gehen. Denn wenn Sie sich erinnern: Bei der kognitiven Umstrukturierung geht es darum, die dysfunktionalen Denkmuster zu identifizieren, zu prüfen und zu verändern.

**Zusammenfassung: Welche Punkte nehmen wir aus Becks Theorie mit?**

- Kognitionen haben einen Einfluss auf unsere Emotionen
- fehlerhafte Kognitionen können zu psychischen Belastungen führen
- den Kognitionen liegen Schemata/Grundannahmen zugrunde, die sich in der Kindheit entwickelt haben
- Betroffene haben eine negative Sicht auf sich selbst, auf ihre Umwelt und ihre Zukunft
- Schemata aktivieren kognitive Annahmen, die wiederum automatische Gedanken aktivieren
- Therapeut und Klient versuchen gemeinsam, die automatischen Gedanken zu identifizieren, zu prüfen und zu verändern

*Rational-Emotive Therapie nach Ellis*

Wenden wir uns nun der Rational-Emotiven Therapie von Albert Ellis zu. Nach Ellis' Annahmen gibt es ganz bestimmte situationsübergreifende Kognitionen/Überzeugungen (englisch: *beliefs*), die unsere Gelassenheit und die Fähigkeit zu einem erfüllten und glücklichen Leben behindern (zitiert nach de Jong-Meyer, 2018). Bei Personen mit psychischen Beeinträchtigungen sind diese Überzeugungen irrational. Irrational bedeutet dabei unangemessen, unangebracht, nicht zielführend und/oder unrealistisch (Ellis & Hoellen, 2004). Die Überzeugungen lassen sich zu drei grundlegenden Imperativen (englisch: *demands*) zusammenführen:

- „Ich muss perfekt sein!"
- „Andere Menschen müssen mich zuvorkommend behandeln!"
- „Die Umstände müssen solcher Art sein, wie ich das will!"

(Ellis & Hoellen, 2004, S. 14)

Nach Ellis kann es dann problematisch werden, wenn diese Imperative zu absolutistischen und perfektionistischen Forderungen werden. Diese Forderungen stellt ein Mensch entweder an sich selbst, an andere Personen oder an die gesamte Welt. Die Überzeugungen (beliefs) ordnete Ellis zusammen mit aktivierenden Ereignissen und Folgen in ein sogenanntes „ABC-Modell“. Einen Überblick über dieses Modell erhalten Sie in der aufgeführten Tabelle.

| A<br>**Auslöser, Anlass, aktivierendes Ereignis** | B<br>***Beliefs*, Bewertung, Bedeutung, Gedanken** | C<br>***Consequences*, Konsequenzen, Folgen** |
|---|---|---|
| • vergangene, aktuelle und/ oder zukünftige Ereignisse<br><br>• Anlässe können folgende Themen betreffen: sich selbst, andere Menschen, die Welt, die Zukunft, Erfahrungen | • Gedanken, die mit dem Auslöser zusammenhängen<br><br>• folgende Dinge können bewertet werden: eigene Perspektive auf die Situation, Selbstbewertung, Werte, Lebenseinstellungen und Moralvorstellungen | • Konsequenzen können ein Verhalten, Gefühle oder körperliche Reaktionen sein<br><br>• Konsequenzen werden durch den Anlass und deren Bewertung ausgelöst |

(Branch & Willson, 2013; Pfannschmidt, 2019)

Ähnlich zum kognitiven Modell sind hier die Überzeugungen (B) zwischen den Auslöser (A) und die Konsequenzen (C) gestellt. Meistens sind wir uns allerdings nur der Verbindung zwischen dem Auslöser und den Konsequenzen bewusst. In der Therapie werden deshalb, wie bei Beck, die irrationalen Überzeugungen aufgedeckt. Sie selbst haben die Möglichkeit, Ihr eigenes ABC-Modell im Laufe dieses Buches aufzustellen. Typisch für dieses Modell ist eine sich-selbst-verstärkende Spirale oder Abwärtsspirale. Demnach tragen alle äußeren und inneren Umstände dazu bei, dass man sich nur auf das Ereignis fokussiert. Der Fachbegriff hierfür ist selektive Wahrnehmung. Man nimmt nur noch die Dinge wahr, die die eigenen negativen Absichten beweisen (Pfannschmidt, 2019). Die selektive Wahrnehmung werden wir noch einmal im Kapitel zur Identifikation dysfunktionaler Gedanken antreffen. Neben dem Ereignis treten dann noch negative Gedanken auf, die dazu führen, dass es einem immer schlecht geht und man das Gefühl hat, „in seiner Laune zu versinken“. Daraus ergibt sich dann folgende Abwärtsspirale:

1. Man fühlt sich niedergeschlagen und hat keine Lust, etwas zu tun.
2. Man hat im Alltag keine positiven Erlebnisse.
3. Die Stimmung verschlechtert sich und man macht nur noch das Nötigste.
4. Es gibt nichts mehr, an dem man sich erfreuen kann.
5. Die Stimmung ist auf dem Nullpunkt und es ist alles zu viel.

(Abel & Hautzinger, 2013)

Jedoch ist es wichtig, zu wissen, dass man sich dieser Abwärtsspirale nicht hingeben muss, denn wann immer es herunter geht, geht es auch wieder hinauf. Der Ausgangspunkt ist die Stimmung auf dem Nullpunkt. Eine Aufwärtsspirale sieht dann folgendermaßen aus:

1. Die Stimmung ist auf dem Nullpunkt und es ist alles zu viel.
2. Man rafft sich auf und macht das, was man schon lange machen wollte.
3. Man freut sich über seinen Erfolg und die Laune wird besser.
4. Man macht außer den Pflichten noch etwas, das einem Spaß macht.
5. Die Stimmung wird besser und man plant Unternehmungen, die einem Spaß machen.

(Schaub, Roth & Goldmann, 2013)

**Zusammenfassung: Welche Punkte nehmen wir aus Ellis' Theorie mit?**

- auslösende Ereignisse (A) werden nach bestehenden Überzeugungen (B = beliefs) bewertet; diese Bewertung hat Konsequenzen (C = consequences)
- Überzeugungen können rational oder irrational sein, wobei die irrationalen Überzeugungen negative Gefühle und deren Aufrechterhaltung begünstigen
- durch die selektive Wahrnehmung und negative Gedanken kann man in eine Abwärtsspirale hineinrutschen
- es gibt einen Weg aus der Abwärtsspirale hinaus

*Selbstinstruktionstraining nach Meichenbaum*

Abschließend schauen wir noch kurz in das Selbstinstruktionstraining nach Meichenbaum hinein. Die Grundidee ist, dass Instruktionen oder Anleitungen das Verhalten beeinflussen können. Gegenteilig zum Soufflieren bezieht sich Meichenbaums Training auf Selbstinstruktionen. Dabei werden für jede Person bestimmte Formulierungen erarbeitet, die angemessene Gefühle und Bewältigungskompetenzen in schwierigen Situationen erleichtern sollen (de Jong-Meyer, 2018). Einfach gesagt: Überlegen Sie sich Sätze, die Sie in betreffenden Situationen zu sich selbst sagen, damit Sie besser damit umgehen können. Es werden vier Arten von Selbstverbalisationen unterschieden, die Sie in der aufgeführten Tabelle sehen können.

| **Es gibt Selbstverbalisation…** | **Beispiele für Selbstverbalisationen** |
| --- | --- |
| …zur Orientierung und Planung. | „Überlege, welche Möglichkeiten du in dieser Situation hast." |
| …der eigenen Bewältigungsmöglichkeiten. | „Entspann' dich! Du kannst deine Angst in Grenzen halten." |
| …zur Ermutigung des Aushaltens bei aufkommender Panik oder Angst. | „Du kennst diese Angst. Sie wird gleich weniger werden." |
| …zur Bewertung und Verstärkung. | „Ich habe es durchgehalten. Es hat geklappt." |

(de Jong-Meyer, 2018, S. 502)

Wie Sie vielleicht erkennen, ist das Training von Meichenbaum somit kein alleinstehendes Therapieprogramm, sondern eher ein kognitives Verfahren. Im Kapitel „Einüben neuer funktionalerer Gedanken" werden Sie lernen, wie man positive Selbstinstruktionen aufstellt. Die in diesem Kapitel erklärten Therapieprogramme oder Verfahren sind natürlich nicht die einzigen, die es gibt. Eine ganze Palette an psychischen Störungen und Beeinträchtigungen legt nahe, dass es noch andere Programme gibt. An dieser Stelle möchte ich aber nur ein paar Beispiele nennen:

- Integriertes psychologisches Therapieprogramm für schizophrene Patienten
- Kognitive Verhaltenstherapie bei Anorexia und Bulimia Nervosa
- Achtsamkeitsbasierte kognitive Therapie
- Metakognitive Therapie

## SO VIELE TECHNIKEN – WELCHE WENDE ICH AN?

Jetzt habe ich Sie wahrscheinlich erst einmal mit der ganzen Batterie an Verfahren, Techniken, Maßnahmen und Programmen erschlagen. Da dies ein Selbsthilfebuch ist, haben Sie sich vielleicht schon die gerechtfertigte Frage gestellt, welche dieser Methoden aus dem großen Sammelsurium Sie denn jetzt anwenden sollen.

Keine Sorge, Sie müssen das nicht selbst entscheiden. Wie schon angekündigt, nehmen wir uns von jeder Therapie die Techniken und Übungen heraus, die für uns passen. Wie Sie wissen sollen, welche Technik passt? Das wird Ihnen dieses Buch an der passenden Stelle schon sagen. Im weiteren Verlauf werden wir nämlich – endlich – in die kognitive Umstrukturierung einsteigen und uns Ihren dysfunktionalen Gedanken widmen.

Die Vorgehensweise wird so sein, dass es immer mehrere Möglichkeiten geben wird, wie Sie eine Übung durchführen können. Das ermöglicht Ihnen, sich für den persönlich besten Weg zu entscheiden. Da Sie vielleicht immer noch unsicher bezüglich des Vorgehens sind, steigen wir am besten gleich ein und Sie werden sehen, wie das Ganze abläuft.

# Identifikation dysfunktionaler Gedanken

Nachdem wir im Rahmen der Psychoedukation alle wichtigen Grundlagen unseres Vorgehens besprochen haben, erfolgt nun der erste aktive Schritt in der kognitiven Umstrukturierung: die Identifikation der dysfunktionalen Gedanken.

Zuerst werden wir, wie versprochen, auf die Grundüberzeugungen, die kognitiven Annahmen und die automatischen Gedanken eingehen. Im Anschluss daran steigen wir in die Phase der aktiven Selbstbeobachtung ein, in der Sie sich selbst in Ihrem Alltag genau unter die Lupe nehmen werden. Außerdem stellen wir die Ziele auf, die Sie mit der Selbsthilfe in diesem Buch erreichen wollen. Abschließend werden Sie lernen, welche Denkfehler es alles gibt und wie Sie diese bei sich selbst erkennen können.

## GRUNDÜBERZEUGUNGEN, ANNAHMEN ODER GEDANKEN?

Wir haben gelernt, dass in der kognitiven Therapie nach Beck zwischen Grundüberzeugungen/Schemata, kognitiven Annahmen und automatischen Gedanken unterschieden wird. Der Ansatzpunkt in der Therapie und damit auch unser Ansatzpunkt liegt bei den automatischen Gedanken. Wir wollen nun erst einmal klären, wie man von den Grundüberzeugungen zu den Annahmen kommt und von dort aus zu den automatischen Gedanken.

Man kann sich die Beziehung zwischen diesen drei Komponenten als eine Art Hierarchie vorstellen. An oberster Stelle stehen die Grundüberzeugungen, gefolgt von den Annahmen und auf der letzten Stufe die automatischen Gedanken. Wenn man das Ganze einmal in ein einfaches Schema mit einem Beispiel überträgt, könnte das wie folgt aussehen:

**Grundüberzeugungen/Schemata**

„Ich bin unfähig!"

↓

| **Kognitive Annahmen**<br>„Ich sollte immer mein Bestes geben!"<br>„Wenn ich mich nicht heftig anstrenge, dann werde ich versagen!"<br>↓ |
|---|
| **Automatische Gedanken**<br>„Ich schaffe das niemals!"<br>„Das ist viel zu schwer!" |

***Anmerkung***. Schema in Anlehnung an Hautzinger (2008), S. 173.

Beginnen wir auf der obersten Stufe mit den **Grundüberzeugungen/Schemata.** Wie schon bekannt, werden diese Überzeugungen bereits von der Kindheit an entwickelt und thematisieren sich selbst, andere Menschen und die Umwelt. Man spricht hierbei auch von den „innersten Grundüberzeugungen" (Hautzinger, 2008, S. 173), da sie als grundsätzlich angesehen werden und tief im Inneren einer Person verankert sind.

Dementsprechend sind die Grundüberzeugungen auch am schwierigsten zu erkennen und zu bearbeiten. Jeder Mensch hat Grundüberzeugungen, nur bei Personen mit psychischen Beeinträchtigungen sind diese meist auf den Misserfolg fokussiert (Hautzinger, 2008). Schemata bilden die Grundlage für das Selbstkonzept einer Person und bestimmen, wie diese Person ihr Leben gestaltet (Einsle & Hummel, 2015). Das Selbstkonzept nennt man umgangssprachlich auch die Identität (Kessler & Fritsche, 2017). Wenn Sie die Aufgabe bekommen würden, sich selbst zu beschreiben, dann ist alles das, was sie nennen oder aufschreiben würden, ihr Selbstkonzept (Morf & Koole, 2014). Zudem gelten folgende Merkmale für die Grundüberzeugungen:

- Sind unabhängig von der auslösenden Situation
- Sind starr und schwer veränderbar – durch therapeutische Techniken veränderbar
- Sind übertrieben
- Sind schwer zu beeinflussen
- Werden von der betroffenen Person für wahr gehalten
- Haben einen Einfluss auf die Wahrnehmung von Ereignissen, auf die Gedanken, die Gefühle und das Verhalten
- Aktivieren die kognitiven Annahmen

(Einsle & Hummel, 2015; Hautzinger, 2008)

Gehen wir über zu den **kognitiven Annahmen**, die von den Grundüberzeugungen aktiviert werden. Sie bilden die Zwischenstufe zwischen den Grundüberzeugungen und den automatischen Gedanken. In die kognitiven Annahmen werden die eigenen Einstellungen, Regeln und Grundsätze mit eingebaut. So stellt jede Person über sich, ihre Umwelt und die Zukunft entsprechende Annahmen auf. Häufig passiert das in der „Wenn-Dann-Form".

Zum Beispiel: „Wenn ich von meinen Freundinnen zum Kaffee trinken eingeladen werden, dann gehe ich da nicht hin, weil sie mich sowieso nur aus Mitleid einladen." Mit diesen „Wenn-Dann-Verknüpfungen" werden quasi Regeln aufgestellt, wie man selbst bestimmte Situationen bewerten soll (Einsle & Hummel, 2015).

Auf der untersten Ebene stehen die **automatischen Gedanken**, die von den kognitiven Annahmen aktiviert werden. Im Unterschied zu den Grundüberzeugen sind die Gedanken spezifisch für jede Situation. Das heißt, für jede Situation, die man erlebt, hat man einen Gedanken parat.

Dieser Gedanke ist uns allerdings nicht bewusst und der Vorsatz „automatisch" deutet darauf hin, dass die Gedanken schnell ablaufen, reflexhaft auftreten und uns in entsprechender Situation plausibel erscheinen (Hautzinger, 2008). Auch wenn der Gedanke, der uns gerade durch den Kopf schwirrt, total verzerrt und unrealistisch ist, halten wir ihn für wahr. Automatische Gedanken können die Form von Bildern, Erinnerungen und Wörtern annehmen.

Jeder Mensch hat solche automatischen Gedanken, nur bei psychischen Störungen und Beeinträchtigungen sind diese eben fehlerhaft, verzerrt und unangepasst. Unter „gesunden Bedingungen" werden die Gedanken in der Realität getestet (Einsle & Hummel, 2015). Ein weiter Unterschied zu den Schemata ist, dass die automatischen Gedanken im Verlauf der Therapie identifiziert und verändert werden können. Über die Veränderung dieser Gedanken hat man auch die Chance, die Grundüberzeugungen zu ändern (Hautzinger, 2008).

Wie das funktioniert, erfahren Sie im Verlauf dieses Buches. Zum Abschluss möchte ich Ihnen noch die drei Typen von dysfunktionalen automatischen Gedanken vorstellen:

| | |
|---|---|
| Typ 1 | • Gedanken sind verzerrt und treten trotz objektiv widersprechender Beweise auf. - Beispiel: „Ich habe einen Tag zu spät meinen Aufsatz abgeben. Das wird mir jetzt mein ganzes Leben lang vorgehalten!“ |
| Typ 2 | • Gedanken treffen zu, aber die daraus gezogenen Schlussfolgerungen sind falsch. - Beispiel: „Meine Freundin hat unser Treffen abgesagt. Sie will sicher nichts mit mir zu tun haben und am Ende werde ich ganz allein dastehen.“ |
| Typ 3 | • Gedanken sind zutreffend, aber offensichtlich dysfunktional. - Beispiel: „Jetzt habe ich die letzte Bahn verpasst und muss den ganzen Weg laufen. Ich werde wahrscheinlich nie zu Hause ankommen.“, anstatt, „Ich muss nach Hause laufen, aber ich nutze diesen Weg einfach als Workout.“ |

(Einsle & Hummel, 2015)

## SICH ALLES VON DER SEELE SCHREIBEN

Bevor wir nun endgültig in die Übungen einsteigen, möchte ich zu Beginn noch ein paar Empfehlungen aussprechen. Diese Empfehlungen betreffen besonders das Aufschreiben von Dingen während des gesamten Selbsthilfeprozesses.

Im Folgenden werden Sie immer einmal wieder dazu aufgefordert, sich etwas zu notieren. Für die meisten Übungen stehen Ihnen Arbeitsblätter zur Verfügung, die Sie ausdrucken können. Legen Sie sich dafür doch gerne einen kleinen Ordner oder Hefter an, in dem Sie Ihre ausgefüllten Arbeitsblätter aufheben.

Wenn Sie die Übungsblätter nicht ausdrucken möchten, dann können Sie die Struktur der Übungen gerne auf ein separates Blatt übertragen. Dafür eignet sich ein

Notizbuch am besten, da Sie dort alle Informationen auf einen Blick haben. Im weiteren Fortschreiten Ihrer Reise, können Sie so auch viel leichter Ihre erreichten Ziele überblicken. Es folgt nun ein kurzer Überblick über die Dinge, die Sie im Verlauf der Übungen aufschreiben werden:

- Die eigenen Probleme
- Aufgestellte Ziele und den Genesungsplan
- Selbstbeobachtungen der Gefühle, des Verhaltens, von Ereignissen und der Gedanken
- Identifizierte automatische Gedanken
- Ergebnisse von Realitätstests und Verhaltensexperimenten
- Rationalere Alternativen zu den automatischen Gedanken
- Neue Grundüberzeugungen
- Argumente, die gegen einen Rückfall sprechen
- Einen Krisenplan
- Erfolge
- Lernfortschritte

...und noch vieles mehr.

## PROBLEME ERKENNEN UND PRIORISIEREN

Wenn Sie die vorherige Liste aufmerksam verfolgt haben (oder noch einmal schnell zurückschauen), dann werden Sie gesehen haben, dass der erste Punkt auf der Liste die eigenen Probleme sind. Doch woher weiß man eigentlich, was seine Probleme sind?

Grundsätzlich geht es zu Beginn noch gar nicht darum, dass Sie eine bestimmte Gegebenheit als ein Problem definieren, sondern es geht vielmehr um eine Art Inventur. Nehmen wir an, Sie arbeiten in einem großen Lager und Ihr Chef hat Sie damit beauftragt, alle (noch) vorhan–denen Waren in diesem Lager zu zählen. Sie zählen: vier Pakete Schrauben, drei Pakete Kreide, vier Pakete Kugelschreiber und so weiter. Mit dieser Inventur prüfen Sie quasi den Bestand der vorhandenen Waren, damit man sehen kann, was noch da ist und wie viel noch benötigt wird, damit der Bestand wieder aufgefüllt ist.

Nichts anderes haben wir in der ersten Übung vor. Natürlich sollen Sie nicht bei sich zu Hause Schrauben zählen, sondern eher alle Lebensbereiche anschauen, in denen

Sie etwas verändern wollen.

Nehmen Sie Ihr Notizbuch, ein Blatt oder das **Arbeitsblatt 1: Probleme erkennen und priorisieren; Aufgabe 1** aus dem Anhang zur Hand. Beobachten Sie ruhig über zwei bis drei Tage hinweg, in welchen Bereichen Sie auf Schwierigkeiten stoßen. So können Sie sich dann auch sicher sein, dass Sie alle Lebensbereiche eingeschlossen haben. Zudem können Sie auch die Problembereiche aus der Ankreuzaufgabe von weiter vorne mit aufnehmen.

**Arbeitsblatt 1: Probleme erkennen und priorisieren**

**Aufgabe 1**: Beobachten Sie Ihre verschiedenen Lebensbereiche, um zu erkennen, wo Probleme und Schwierigkeiten auftauchen. Notieren Sie diese Probleme in ungeordneter Reihenfolge.

Eine Problemdefinition besteht dabei aus drei Komponenten: den Gefühlen, dem Ereignis oder Thema, das die Gefühle auslöst, sowie der Art und Weise, wie man sich normalerweise in der Situation verhalten würde, wenn man das unangenehme Gefühl empfindet (Branch & Willson, 2013).

Während des Aufschreibens können Sie dann erkennen, welche Probleme sich gegenseitig beeinflussen. So kann es zum Beispiel sein, dass es ein Kernproblem gibt, dessen Lösung zur Beseitigung der anderen Probleme beiträgt. Deshalb ist es wichtig, die aufgeschriebenen Probleme in eine Reihenfolge zu bringen. Das wird Ihre zweite Aufgabe sein. Hierfür können Sie gerne **Arbeitsblatt 1: Probleme erkennen und priorisieren; Aufgabe 2** zur Hand nehmen.

**Arbeitsblatt 1: Probleme erkennen und priorisieren**

**Aufgabe 2**: Sehen Sie sich Ihre aufgeschriebenen Probleme an und schauen Sie, ob diese sich gegenseitig beeinflussen. Achten Sie darauf, ob es ein Hauptproblem gibt, welches die anderen Probleme eventuell beeinflusst. Bringen Sie Ihre Probleme dann in eine Rangreihe.

Damit Sie sich das Priorisieren etwas besser vorstellen können, schauen wir uns einmal ein Fallbeispiel an:

„Anna hatte vor einigen Jahren einen Bandscheibenvorfall und leidet auch heute noch unter starken Rückenschmerzen. Die Schmerzen bringen Anna schlechte Laune und viele Aktivitäten fallen ihr nicht mehr so leicht wie früher. Damit Sie besser schlafen kann, trinkt Anna abends gerne eine Flasche Wein. Dadurch werden die Schmerzen für einen Moment betäubt und sie kann besser einschlafen."

(Willson & Branch, 2013, S. 33)

Nehmen wir an, dass Anna Ihre Probleme für drei Tage beobachtet hat und nun davorsteht, diese in eine Rangreihe zu bringen. Die Aufgabe zwei des ersten Arbeitsblattes könnte bei ihr wie folgt aussehen:

| **Mein erstes Problem:** | **Wie wirkt sich dieses Problem aus?** |
|---|---|
| Rückenschmerzen | • starke Schmerzen im Rücken, die bis in die Beine<br>und den Bauch ausstrahlen<br>• schlechte Laune<br>• keine Lust auf Aktivitäten<br>• schlechter Schlaf |

| **Mein zweites Problem:** | **Wie wirkt sich dieses Problem aus?** |
|---|---|
| Depression | • Aktivitäten, die früher Spaß gemacht haben,<br>erwecken keine Freude mehr in mir.<br>• Das Trinken lässt mich meine Schmerzen und<br>meine Probleme vergessen.<br>• Manchmal verfalle ich in stundenlanges Grübeln<br>und für meine Zukunft sehe ich schwarz. |

| **Mein drittes Problem:** | **Wie wirkt sich dieses Problem aus?** |
|---|---|
| Alkohol | • Der Alkohol hilft mir beim Einschlafen, weil er<br>meine Schmerzen betäubt.<br>• Durch den Alkohol kann ich endlich |

| | |
|---|---|
| | einmal alles<br>für einen Moment vergessen.<br>• An manchen Abenden versuche ich, das Trinken<br>zu unterlassen, aber bekomme es am Ende<br>nicht hin. |

Nun sind Sie an der Reihe, das erste Arbeitsblatt auszufüllen. Wenn Sie Ihre Problembereiche erkannt haben, ist es leichter, Ziele aufzustellen. Dem Aufstellen von Zielen werden wir uns im nächsten Abschnitt widmen.

## HOW-TO: ZIELE SETZEN

Wenn man seine Probleme beobachtet hat, ist es leichter, darauf aufbauend die Ziele zu formulieren, die man durch die oder mit der Selbsthilfe in diesem Buch erreichen möchte. Dabei ist das große Ziel ja eigentlich klar: Man möchte seine Probleme beseitigen. So ein großes Ziel kann allerdings sehr entmutigend sein, da man überhaupt nicht weiß, wo man denn da ansetzen soll.

Kommen wir noch einmal kurz auf das Beispiel zurück, in dem Sie in einem Lager arbeiten. Stellen Sie sich nun vor, dass Ihr Chef Sie dazu beauftragt hat, schwere Kisten von der einen Seite des Lagers zur anderen zu tragen. Sie müssen die ganzen 150 Meter per Fuß zurücklegen. Da das Lager mit Regalen vollgestellt ist, fällt Ihnen die Arbeit leichter, weil Sie sich so von Regal zu Regal arbeiten können, nach dem Motto, „Noch dieses Regal und am nächsten kann ich die schwere Kiste einmal absetzen." Die Regale auf dem Weg sind für uns das Symbolbild für aufgestellte Zwischenziele.

So wissen Sie: Am Ende muss ich die schwere Kiste von A nach B tragen, aber ich kann zwischendurch einmal absetzen. Und genau deshalb ist es so wichtig, sich Zwischenziele oder Teilziele zu setzen, damit die Motivation auf dem Weg nicht verloren geht. Es wäre natürlich leicht, sich als Ziel zu setzen, „Ich möchte gerne XY", aber leider ist es nicht ganz so einfach. Deshalb erkläre ich Ihnen in dem folgenden Abschnitt, wie Sie optimale Ziele aufstellen können, damit Ihre Motivation aufrecht bleibt und Sie am Ende das große Ganze erreichen.

### Wie stellt man optimale Ziele auf?

Zum Aufstellen von Zielen eignet sich die sogenannte „SMART-Regel". Das Akronym SMART steht für die einzelnen Bestandteile, die eine Zieldefinition beinhalten soll, damit das Ziel optimal verfolgt werden kann. Im Folgenden finden Sie eine Übersicht mit den Bestandteilen einer Zieldefinition:

| | | |
|---|---|---|
| **S** | = *specific* (spezifisch) | Ziele sollten so genau und so individuell wie möglich formuliert werden. Nur zu schreiben, „Ich möchte gerne meine Gedanken ändern", reicht da nicht, weil es immer noch zu unspezifisch ist, um welche Gedanken es sich dreht. Was die Beispieldefinition jedoch schon richtig macht, ist die kurze Zusammenfassung dessen, was man erreichen möchte. Schreiben Sie, wenn möglich, einen einzigen Satz, der alle Punkte gut zusammenfasst. |
| **M** | = *measurable* (messbar) | Die Dinge, die mit den Zielen erreicht werden sollen, müssen auch messbar sein. Messbare Dinge wären zum Beispiel Geld, Zeit oder Gewicht. Aber logischerweise ist nicht alles so leicht zu messen. In solchen Fällen gilt es, Alternativen zu finden. In unserem Fall können wir messbar auch in beobachtbar umformulieren. Sie wissen, dass Sie durch eine Veränderung der Gedanken auch das Verhalten ändern können. Fügen Sie deshalb eine beobachtbare Verhaltensweise in Ihre Zieldefinition ein. Wenn Sie dieses Verhalten dann zeigen, wissen Sie, dass Sie das Ziel erreicht haben. Ein Beispiel wäre, „Wenn ein unangenehmer Gedanke auftaucht, dann werde ich die Situation verlassen, um mich meinem Grübeln nicht weiter hinzugeben." |
| **A** | = *achievable* (erreichbar) | Logisch: Aufgestellte Ziele müssen erreichbar sein. Sie können sich durchaus utopische Ziele setzen, aber wenn Sie diese nicht erreichen (was passieren kann), wird Ihre Motivation Sie sehr schnell verlassen und Sie verfallen wieder in Ihre alten Muster zurück. Deswegen: Suchen Sie sich Ziele, hinter denen Sie stehen. Wählen Sie positive Formulierungen und setzen Sie eher auf kleine Teilziele. Stellen Sie sich |

| | | |
|---|---|---|
| | | für die Erreichung der Teilziele Belohnungen in Aussicht und halten Sie diese schriftlich fest. |
| **R** | = *realistic* (realistisch) | Eine realistische Zieldefinition ist ähnlich zu einer erreichbaren Zieldefinition. Der Realismus von Zielen konzentriert sich aber vor allem darauf, lieber kleiner anzusetzen als zu groß. So gibt man seine Ziele nicht so schnell auf und bleibt weiter am Ball. |
| **T** | = *time framed* (terminiert) | Letztendlich sollten Ziele noch zeitlich terminiert sein. Also: Bis wann möchte ich dieses Ziel erreichen? Sie müssen den zeitlichen Rahmen nicht unbedingt in Ihre Zieldefinition mit aufnehmen, sondern können sich auch einen separaten Zeitplan anlegen. Zeitliche Terminierung vermeidet das Aufschieben á la „Morgen fange ich dann ganz bestimmt an!". Außerdem kann man an dem festgesetzten Zeitpunkt auch überprüfen, ob man das Ziel oder Teilziel erreicht hat. |

(Mai, 2020b)

**Was sind Ihre Ziele und wie können Sie diese erreichen?**

Nun wird es darum gehen, dass Sie Ihre Ziele aufstellen, denn diese werden in der nächsten Zeit die Grundlage Ihres Vorgehens sein. Schauen Sie sich dazu am besten noch einmal Ihre Problemdefinitionen von Arbeitsblatt 1 an. Dort haben Sie aufgeschrieben, wie Sie sich fühlen und verhalten. In den Zielen formulieren Sie jetzt, wie Sie sich am Ende fühlen und verhalten möchten.

Eine Zieldefinition ist genauso wie eine Problemdefinition ausgebaut. Sie schreiben, wie Sie sich in einer bestimmten Situation fühlen möchten und wie Sie sich Ihr gewünschtes Verhalten vorstellen (Branch & Willson, 2013). Ein Beispiel könnte so aussehen: „Ich möchte mich bei auftretenden Rückenschmerzen (Thema/Situation) unverkrampfter fühlen (Gefühl) und eine Rückenübung zur Linderung der Schmerzen machen (Verhalten)."

Beachten Sie dabei aber immer die eben erklärte SMART-Regel. Um Ihre Ziele optimal aufzustellen, hilft Ihnen das **Arbeitsblatt 2: Meine Ziele**. Dieses Arbeitsblatt können Sie so oft ausfüllen, wie Sie möchten.

| **Arbeitsblatt 2: Meine Ziele** |
| --- |
| Hier ist Platz, um Ihre aufgestellten Ziele niederzuschreiben. Schreiben Sie Ihr großes Hauptziel auf und bis wann Sie dieses erreichen möchten. Überlegen Sie sich auch, wie dieses Ziel gemessen wird und woran Sie den Erfolg feststellen. Um die Zielerreichung zu vereinfachen, können Sie Teilziele und deren zeitlichen Rahmen festlegen. Wichtig ist auch die Definition von Belohnungen und die soziale Unterstützung. Nachdem die Zeit um ist, können Sie dann noch evaluieren, wie gut Sie dieses Ziel erreicht haben. |

Wenn wir einmal bei unserem Fallbeispiel von Anna bleiben, dann könnte eine ausgefüllte Zielübersicht für das Alkoholproblem so aussehen.

| **MEIN HAUPTZIEL**<br>Ich möchte keinen Alkohol mehr trinken. |
| --- |
| **Bis wann soll dieses Ziel erreicht werden?**<br>Zwei Monate |

| **Wie wird dieses Ziel gemessen? Woran stelle ich den Erfolg fest?**<br>Es wird kein Alkohol mehr getrunken und gekauft. | |
| --- | --- |
| **Welche Teilziele sind auf dem Weg zum Hauptziel notwendig?**<br>• Alle Alkoholüberreste müssen aus der Wohnung entsorgt werden.<br>• Alle Hinweise, die das Trinken ausgelöst haben, müssen verschwinden.<br>• Ich suche mir eine Selbsthilfegruppe. | **Bis wann?**<br>Morgen<br>Nächste Woche<br>Zwei Wochen |
| **Wie belohne ich mich für die Erreichung der Ziele?**<br>• Für das Geld, was durch den Wegfall des Kaufs von Alkohol übrigbleibt, kaufe ich mir ein neues Bett.<br>• Für jeden einzelnen Teilschritt belohne ich mich mit einem freien Abend nur für mich. | |
| **Wer unterstützt mich bei der Erreichung meiner Ziele?**<br>• Wenn ich Probleme habe, dann rufe ich meine Schwester Gabi an (Tel.: 0162/123456)<br>• Wenn Gabi arbeiten ist, kann ich auch meine Freundin Anette erreichen (Tel.: 0154/654321) | |

| **Wie gut wurde das Ziel erreicht?** |
|---|
| • Ich hatte Probleme beim Beseitigen von Hinweisen, die das Trinken ausgelöst haben. |

***Anmerkung.*** Die Übersicht erhebt keinen Anspruch auf Vollständigkeit.

Ich diesem Abschnitt möchte ich noch kurz die Bedeutsamkeit des Aufschreibens von Zielen und Erfolgen hervorheben, denn das kommt nicht von irgendwo her. Das Aufschreiben von Zielen kann unsere Zielerreichung nämlich maßgeblich beeinflussen, wie die Psychologieprofessorin Gail Matthews von der *Dominican University of California* herausfand (Matthews, 2015, S. 41).

In ihrer Untersuchung wurden 267 Probandinnen und Probanden im Alter von 23 bis 71 Jahren darum gebeten, sich ein Ziel zu überlegen, das sie in den nächsten vier Wochen erreichen wollen. Die Probanden wurden dann in fünf Gruppen aufgeteilt. Gruppe eins sollte ihre Ziele nicht aufschreiben, während Gruppe zwei dazu angeleitet wurde, dies zu tun. Gruppe drei sollte ebenfalls ihre Ziele aufschreiben, aber dazu auch noch Maßnahmen zur Zielerreichung (Teilziele) formulieren.

Gruppe vier sollte ebenfalls die Ziele aufschreiben und Maßnahmen formulieren, aber zusätzlich diese Maßnahmen einem Freund erzählen. Die letzte Gruppe sollte die Ziele aufschreiben sowie die Maßnahmen und Fortschritte einem Freund erzählen. Nach den vier Wochen zeigte sich, dass Gruppe fünf am erfolgreichsten war.

Die Probanden dieser Gruppe haben ihre Ziele zu 76 Prozent eher erreicht als jene der anderen Gruppen. Danach folgte die Gruppe vier mit 64 Prozent, Gruppe zwei mit 61 Prozent, Gruppe drei mit 51 Prozent und abschließend Gruppe eins mit 43 Prozent. Auf Basis dieser Ergebnisse wurde auf Ihrem Übungsblatt auch der Faktor der sozialen Unterstützung ergänzt, der sich in dieser Studie auf die Zielerreichung ausgewirkt hat. Dementsprechend leitete Matthews vier Faktoren ab, die uns bei der Zielerreichung unterstützen: Ziele aufschreiben, Formulierung von Teilzielen, Eingehen von Verpflichtungen und Verantwortlichkeit.

Gleichzeitig ist es genauso wichtig, dass Sie Ihre Erfolge aufschreiben. Theresa Amabile und Steve Kramer haben 238 ArbeiterInnen über einen Zeitraum von vier Monaten in einer Tagebuchstudie begleitet. Die ArbeiterInnen sollten jeden Tag einen Fragebogen in Tagebuchformat über ihre Gefühle, Motivationen und die Wahrnehmung von verschiedenen Faktoren am Arbeitsplatz (z. B. Einschätzung der Projektleiter, Kompetenz der Teammitglieder) ausfüllen.

Am Ende kamen Amabile und Kramer auf insgesamt 11.637 Tagebucheinträge, die sie auswerten mussten. Es zeigte sich, dass das Aufschreiben von Fortschritten das

Wohlbefinden steigerte und ein Arbeitstag mit Fortschritten als ein „guter Arbeitstag“ bewertet wurde. Als weiterer förderlicher Faktor stellte sich die Unterstützung durch Arbeitskollegen heraus.

Alle Untersuchungen, die mit den Tagebuchdaten durchgeführt wurden, sind im Sammelwerk „*The Progress Principle: Using Small Wins to Ignite Joy, Engagement, and Creativity at Work*“ von Amabile und Kramer (2011) einzusehen.

**Genesungsplan = Schlachtplan**

Neben den aufgestellten Zielen ist es wichtig, einen Genesungsplan aufzustellen. Genesung heißt in diesem Fall, dass man Dinge oder Tätigkeiten entdeckt, die man in seinem Leben erreichen möchte und/oder die man zurücklassen möchte, weil sie die Genesung erschweren (EX-IN Curriculum, o. J.). Anhand eines einfachen Formulars kann man seinen Genesungsplan aufstellen. In unserem Fall finden Sie dieses Formular als **Arbeitsblatt 3: Mein Genesungsplan** im Anhang.

**Arbeitsblatt 3: Mein Genesungsplan**

Auf diesem Arbeitsblatt beantworten Sie Fragen zu Ihnen selbst, Ihren Tätigkeiten, Störfaktoren, Erledigungen, Beziehungen, Ressourcen, Rückfällen und zur Zukunft.

Beim Aufstellen eines Genesungsplans geht es darum, dass Sie sich im ersten Schritt Ihrer Stärken und Ihrer Identität bewusst werden. Im zweiten Schritt zählen Sie Ihre Erwartungen daran auf, was Sie im Rahmen der Selbsthilfe erreichen möchten (EX-IN Curriculum, o. J.).

Wie Sie sehen, beschäftigt sich dieses Formular auch schon mit dem Vorgehen bei einem möglichen Rückfall. Wenn Sie sich noch nicht bereit dazu fühlen, darüber nachzudenken, dann lassen Sie diesen Teil gerne weg. Auf Rückfälle kommen wir im Kapitel „Einüben neuer funktionalerer Gedanken“ noch einmal zu sprechen. Der Genesungsplan dient als eine Art Rückhalt. Wenn Sie sich im Verlauf der Übungen einmal etwas verloren vorkommen oder das Ziel aus den Augen verlieren, dann haben Sie in der Hinterhand immer den Genesungsplan als Schlachtplan: Wer sind Sie? Was können Sie? Wo liegen Ihre Stärken? Wer unterstützt die Reise? Wo könnten Hindernisse auftreten? Wo wollen Sie Veränderungen erreichen? Alle Antworten (und noch viele mehr) finden Sie auf Ihrem ausgefüllten Genesungsplan.

## HOW-TO: SELBSTBEOBACHTUNG

Im Schritt der Selbstbeobachtung wird es darum gehen, dass Sie Ihre Gefühle, Verhaltensweisen, auslösende Ereignisse und Gedanken beobachten. Sie haben hier die Wahl, ob Sie alle Schritte einzeln machen wollen oder eine Tabellenform wählen. Es wird so ablaufen, dass wir die einzelnen Schritte der Selbstbeobachtung (Gefühle, Verhalten, Ereignisse, Gedanken) durchlaufen werden und Sie an den richtigen Stellen den Hinweis bekommen, auf welche Arbeitsblätter Sie sich jetzt beziehen sollen.

Wenn Sie den Tabellenweg gehen möchten, dann sind die Abschnitte „Mein ABC-Modell“ und „Mein Gedankentagebuch“ für Sie entscheidend. Am besten lesen Sie aber erst einmal den ganzen Teil zur Selbstbeobachtung und entscheiden dann, welche Arbeitsweise für sie optimal funktioniert.

**Gefühle erkennen und benennen**

Wie aus den vorherigen Kapiteln vielleicht noch bekannt ist, können unsere Gefühle über das Denken gesteuert werden. Wenn man nämlich ein unangenehmes oder ungesundes Gefühl erlebt, kann man die dazugehörigen dysfunktionalen Denkmuster hinterfragen (Branch & Willson, 2013). Da es aber leichter ist, sich den Gefühlen bewusst zu werden als dem, was man in einer Situation gerade denkt, beginnen wir mit der Selbstbeobachtung unserer Gefühle. Im ersten Schritt ist es wichtig, zwischen gesunden und ungesunden Gefühlen zu differenzieren. Folgende Merkmale sprechen für ungesunde Gefühle:

- stehen in Verbindung mit ungesunden Verhaltensweisen
- folgen oft nach einem unangenehmen Ereignis
- Man konzentriert sich vor allem auf die bedrückende Perspektive des Ereignisses
- Gedanken, die hinter dem Gefühl stehen, scheinen sehr starr und unveränderbar
- Körperliche Reaktionen, die im Zusammenhang mit den Gefühlen stehen, sind länger andauernd
- werden viel intensiver erlebt

(Branch & Willson, 2013)

Da Sie Ihr Verhalten, die auslösenden Ereignisse und Ihre Gedanken in der Selbstbeobachtung aber noch nicht betrachtet haben, kann es schwer sein, über die meisten der genannten Merkmale ungesunde Gefühle zu erkennen. Statt gesund und ungesund könnte man auch die Wörter „angemessen“ und „unangemessen“ verwenden.

Damit kann es einem leichter fallen, zu hinterfragen, ob das Gefühl, das man gerade erlebt, für die entsprechende Situation angemessen ist. Manchmal fällt es einem auch schwer, das erlebte Gefühl in ein Wort zu verpacken. Doch ich kann Sie beruhigen. Bei der Selbstbeobachtung der Gefühle geht es vor allem darum, dass Sie beschreiben, wie Sie sich fühlen. Das kann in einem Satz passieren oder auch mit einem Sprichwort ausgedrückt werden. Damit Sie für Ihre Gefühle vielleicht doch das richtige Wort finden, gibt es für Sie auf dem **Arbeitsblatt 4: Hilfsliste mit Gefühlen** eine Liste mit einer großen Anzahl an negativen Gefühlen. Grundsätzlich lassen sich acht Grundemotionen unterscheiden: Ärger/Wut, Angst, Ekel, Freude, Liebe, Scham, Traurigkeit und Über-raschung (Knaf, o. J.). Alle anderen Emotionen oder Gefühle, die wir erleben, entstehen dann aus der Kombination dieser Grundemotionen.

Die erste Übung besteht darin, dass Sie für zwei bis drei Tage einmal beobachten, was Sie den ganzen Tag über denn so fühlen. Entweder schreiben Sie diese Gefühle in Ihr Notizbuch, auf ein leeres Blatt oder auf das **Arbeitsblatt 5: Meine Gefühle; Aufgabe 1**. Sie können die beobachteten Gefühle entweder stichpunktartig aufschreiben oder Sie formulieren gleich, wie oben, eine Problemdefinition aus den drei Teilen: Gefühl, Ereignis und Verhalten.

**Arbeitsblatt 5: Meine Gefühle**

**Aufgabe 1:** Beobachten Sie Ihre verschiedenen Lebensbereiche, um zu erkennen, in welchen Situationen Sie welche Gefühle erleben. Notieren Sie diese Gefühle in ungeordneter Reihenfolge.

Da Sie feststellen werden, dass Sie über den Tag hinweg sehr viele Gefühle erleben, ist es im nächsten Schritt wichtig, sich die Gefühle herauszusuchen, die man bearbeiten möchte.

Die Entscheidung für die zu bearbeitenden Gefühle können Sie anhand der Frage, „Ist das erlebte Gefühl für die entsprechende Situation angemessen?", treffen. Gehen Sie die Liste Schritt für Schritt durch und überlegen Sie, ob Sie in den betreffenden Situationen angemessen gefühlt haben oder nicht. Wenn nicht, dann schreiben Sie das Gefühl auf das **Arbeitsblatt 5: Meine Gefühle; Aufgabe 2**.

In Aufgabe zwei geht es dann darum, die Gefühle auf einer Skala einzuschätzen. Diese Einschätzung können Sie im Verlaufe des Programms immer wieder machen, um zu schauen, wie sich die Intensität der gewählten Gefühle verändert. Allein daran können Sie später dann schon Ihre Fortschritte festmachen.

**Arbeitsblatt 5: Meine Gefühle**

**Aufgabe 2:** Suchen Sie sich aus Ihren vorher gesammelten Gefühlen alle diejenigen heraus, die Sie gerne bearbeiten möchten. Schreiben Sie diese Gefühle in die leeren Felder und stufen Sie diese auf einer Skala von 0 (= nicht intensiv) bis 10 (= extrem intensiv) ein.

In dem Fallbeispiel von Anna könnten beide Aufgaben von Arbeitsblatt 5 beispielsweise so aussehen:

**Meine Gefühle:**

- Lustlosigkeit, Traurigkeit, Leere, Verzweiflung, Neid, Unruhe, Schuldgefühle, schlechtes Gewissen,

  kann mich zu nichts aufraffen, manchmal gefühlslos, schwachsinnig

| **Gefühle** | **0** | **1** | **2** | **3** | **4** | **5** | **6** | **7** | **8** | **9** | **10** |
|---|---|---|---|---|---|---|---|---|---|---|---|
| Lustlosigkeit | | | | | | | | | | | X |
| Traurigkeit | | | | | | | | | | | X |
| Leere | | | | | | | | | | X | |
| Verzweiflung | | | | | | | | | | | X |
| Unruhe | | | | | | | | | X | | |
| Schuldgefühle | | | | | | | | X | | | |

***Anmerkung***. Die Übersicht erhebt keinen Anspruch auf Vollständigkeit.

Wenn Sie sich für den Tabellenweg entscheiden, dann beginnen Sie je nach ausgewählter Tabelle in folgender Spalte:

| **Tabelle** | **Zu bearbeitende Spalte(n):** |
|---|---|
| ABC-Modell | C/Konsequenzen |
| Gedankentagebuch | Gefühle |

**Arbeitsblatt 5: Meine Gefühle; Aufgabe 1** sollten Sie aber trotzdem extra ausfüllen, da Ihre Tabelle ansonsten zu unübersichtlich wird. In Ihre Tabelle schreiben Sie dann Ihre unangemessenen Gefühle und dahinter die Einschätzung auf der Skala von null bis zehn.

### Meine schlechtesten Verhaltensweisen

Neben den Gefühlen haben Gedanken noch einen Einfluss auf unsere Verhaltensweisen.

Alle Dinge, die wir tun oder auch nicht tun, werden von unseren Gedanken beeinflusst. Aber auch bei dem Verhalten ist es so, dass dieses leichter und sogar objektiv beobachtet werden kann, im Vergleich zu unseren Gedanken. Zudem ist uns in den meisten Fällen auch bewusst, was wir gerade machen oder nicht machen.

Deshalb soll es in dieser Übung um eine Verhaltensbeobachtung gehen. Dafür können Sie sich, wie bei der Gefühlsbeobachtung, entweder ein Blatt oder Ihr Notizbuch nehmen und über zwei bis drei Tage beobachten, welche Verhaltensweisen Sie an den Tag legen.

Da wir den ganzen Tag aber fast nichts anderes machen, als uns irgendwie zu verhalten, können Sie auch **Arbeitsblatt 6: Meine schlechtesten Verhaltensweisen; Aufgabe 1** zur Hand nehmen. Dort finden Sie eine Liste mit mehreren schlechten Verhaltensweisen, die man zeigen kann. In die leeren Felder können Sie selbst noch Verhaltensweisen schreiben, die Sie bei sich selbst beobachtet haben.

**Arbeitsblatt 6: Meine schlechtesten Verhaltensweisen**

**Aufgabe 1:** Kreuzen Sie auf untenstehender Liste alle Verhaltensweisen an, die bei Ihnen zutreffen. In die freistehenden Felder können Sie selbst Verhaltensweisen eintragen, die Ihnen einfallen.

Die Übung trägt den Titel „Meine schlechtesten Verhaltensweisen“, weil wir davon ausgehen, dass dysfunktionale Gedanken zu schlechten Verhaltensweisen führen. An Ihrem guten Verhalten besteht natürlich kein Änderungsbedarf. Anders als bei den Gefühlen können wir hier allerdings nicht die Intensität einschätzen.

Deswegen machen wir es ähnlich wie bei der Übung zum Erkennen und Priorisieren von Problemen. Auf dem **Arbeitsblatt 5: Meine schlechtesten Verhaltensweisen; Aufgabe 2** sollen Sie sich die Verhaltensweisen heraussuchen, die Sie als besonders problematisch einschätzen.

**Arbeitsblatt 6: Meine schlechtesten Verhaltensweisen**

**Aufgabe 2:** Schauen Sie sich Ihre angekreuzten Verhaltensweisen an und analysieren Sie, welches Ihre Top 5 schlechtesten Verhaltensweisen sind. Schreiben Sie diese in die aufgeführte Rangreihe.

Für das bessere Verständnis auch hier noch einmal die kurze Erklärung an unserem Fallbeispiel. Nehmen wir an, dass Anna ihre schlechtesten Verhaltensweisen angekreuzt hat und nun folgende Rangreihe auf Arbeitsblatt 6 aufstellt:

| **Meine schlechtesten Verhaltensweisen:** |
| --- |
| **1.** Vernachlässigung der eigenen Gesundheit |
| **2.** Alkoholkonsum |
| **3.** Passives Verhalten |
| **4.** Zu wenig Schlaf |
| **5.** Frage nicht nach Hilfe |

Wenn Sie sich für eine der Tabellen entschieden haben, finden Sie in der folgenden Übersicht die Spalten, die Sie jetzt ausfüllen sollen:

| **Tabelle** | **Zu bearbeitende Spalte(n):** |
| --- | --- |
| ABC-Modell | C/Konsequenzen |
| Gedankentagebuch | Verhalten |

Das Ankreuzen auf Arbeitsblatt 6 können Sie trotzdem gerne machen, da es Ihnen erleichtert, einen Überblick über Ihre routinemäßigen Verhaltensweisen zu bekommen.

**Woher weiß ich, dass bestimmte Ereignisse etwas für mich bedeuten?**

Im nächsten Schritt schauen wir uns die auslösenden Ereignisse an, denn positive Ereignisse lösen positive Gefühle aus und negative Ereignisse lösen negative Gefühle aus. Das sollte so weit klar sein.

Jedoch können die Bedeutungen, die wir mit den Ereignissen verbinden oder diesen Ereignissen zuschreiben, manchmal zu unangemessenen emotionalen Reaktionen führen. So kann es dann passieren, dass wir relativ unwichtigen Ereignissen eine extreme Bedeutung zuordnen (Willson & Branch, 2013). Stellen Sie sich vor, Sie gehen gerade von der Arbeit nach Hause und eine Person kommt Ihnen auf dem Bürgersteig entgegen. Als Sie an der Person vorbeigehen, merken Sie, wie diese Sie anschaut.

Angemessene Gedanken wären zum Beispiel, „Vielleicht wusste die Person nicht, wo sie hingucken soll.“, „Vielleicht habe ich die Person von irgendwoher gekannt.“, oder, „Vielleicht hat ihr meine Jacke gefallen.“ Wenn Ihnen das Denken allerdings einen Streich spielt, dann könnten Sie den Blick von der anderen Person auch deuten als, „Ich habe bestimmt etwas im Gesicht.“, „Bestimmt sieht meine Frisur schlimm aus.“, oder, „Vielleicht bin ich zu nah an der Person vorbeigegangen und sie fühlt sich nun von mir belästigt.“

Solche Ereignisse wollen wir in dieser Übung beobachten. Nehmen Sie dazu gerne **Arbeitsblatt 7: Bedeutungen von Ereignissen** zur Hand. Ansonsten können Sie gerne die drei Leitfragen

1. Was ist genau passiert?
2. Welche Bedeutung hatte das Ereignis?
3. Was habe ich dabei empfunden?

auf ein gesondertes Blatt oder in Ihr Notizbuch übertragen und dort ergänzen. Sie können die Selbstbeobachtung wieder für zwei bis drei Tage durchführen, aber auch gerne auf schon vergangene Ereignisse zurückgreifen, in denen Sie unangemessene Gefühle erlebt haben.

| **Arbeitsblatt 7: Bedeutungen von Ereignissen**<br>Beobachten Sie Ihre verschiedenen Lebensbereiche, um zu erkennen, bei welchen Ereignissen Sie unangenehme Gefühle empfunden haben. Schreiben Sie genau auf, was passiert ist, welche Bedeutung das Ereignis für Sie hat und wie Sie dabei empfunden haben. Sie können auch gerne vergangene Situationen aufschreiben. |
|---|

Folgende Punkte sollten Sie beim Ausfüllen des Arbeitsblattes beachten: Schreiben Sie wirklich ganz genau auf, was passiert ist. Denken Sie auch darüber nach, wer in der Situation anwesend war und wer was gemacht hat. Um die Bedeutung des Ereignisses für sich herauszufinden, muss man sich die Frage stellen, was das Ereignis denn für sich selbst, die anderen oder die Welt bedeutet.

Fragen Sie sich dazu auch, wie wichtig das Ereignis für Sie war und welche Auswirkungen es hat. Sie können dabei auch gerne mehrere Ereignisse bearbeiten. Schauen Sie aber, dass Sie für jede Situation ein einzelnes Blatt nehmen. Ein ausgefülltes Arbeitsblatt 7 könnte in unserem Fallbeispiel von Anna so aussehen:

| **Was ist genau passiert?**<br>Der Nachbarin schlecht gelaunt ihr Paket von der Post abgegeben. |
|---|
| **Welche Bedeutung hatte das Ereignis?**<br>Ich wünschte, ich hätte nicht so reagiert, als meine Nachbarin bei mir geklingelt hat, um ihr Paket abzuholen. Sie denkt jetzt bestimmt, ich habe etwas gegen sie. Sie hält mich jetzt bestimmt für eine schlechte Nachbarin und schwärzt mich bei der Wohnungsgesellschaft an. |

| **Wie habe ich dabei empfunden?** |
|---|
| Schlechtes Gewissen, schuldig |

Wenn Sie sich für den Tabellenweg entschieden haben, dann finden Sie in der folgenden Übersicht wieder die auszufüllenden Spalten:

| **Tabelle** | **Zu bearbeitende Spalte(n):** |
|---|---|
| ABC-Modell | A/Anlass |
| Gedankentagebuch | Auslösendes Ereignis |

**Die Kraft der Gedanken**

Dass Gedanken eine herausragende Rolle in dem Gebilde von Gefühlen, Ereignissen und Verhaltensweisen spielen, sollte mindestens jetzt bei Ihnen angekommen sein. Deswegen ist es nun an der Zeit, dass wir uns endlich der Beobachtung von Gedanken zuwenden. Gedanken beobachten klingt eigentlich sehr widersprüchlich, da man Gedanken – logischerweise – nicht sehen kann.

Außerdem kommen sie ganz automatisch und sind uns meist nicht bewusst. Aus diesen Gründen ist es so schwierig, die automatischen Gedanken zu identifizieren, aber nicht unmöglich. Zuallererst geht es darum, allein die aufkommenden Gedanken zu erkennen.

Ob diese dann dysfunktional sind und als Denkfehler bezeichnet werden können, darum soll es jetzt noch gar nicht gehen. Da wir aber viel über den Tag hinweg denken, wollen wir uns hier darauf beschränken, die Gedanken zu beobachten, die mit einem unangenehmen Gefühl verbunden sind. Um diese zu erkennen, eignet sich wieder eine Übung.

Das Grundgerüst der Übung besteht darin, dass Sie sich wieder zwei bis drei Tage selbst beobachten oder Ihre aufgestellten Gefühls-, Verhaltens- und Ereignislisten zur Hand nehmen, um zu schauen, welcher Gedanke Ihnen in einer entsprechenden Situation durch den Kopf gegangen ist. Stellen Sie sich die Fragen vor allem genau dann, wenn Sie eine Veränderung oder eine Verstärkung in Ihren Gefühlen bemerken beziehungsweise bemerkt haben. Für diese Übung finden Sie selbstverständlich wieder einen Vordruck auf **Arbeitsblatt 8: Die Kraft der Gedanken**.

| **Arbeitsblatt 8: Die Kraft der Gedanken** |
|---|
| **Aufgabe**: Beobachten Sie Ihre verschiedenen Lebensbereiche, um zu erkennen, bei |

| welchen Ereignissen Ihnen unangenehme Gedanken kommen. Achten Sie dabei besonders auf ein aufkommendes Unwohlsein oder Unbehagen. Sie können auch gerne vergangene Situationen aufschreiben. |
|---|

Sehr charakteristisch für Denkfehler sind Unbehagen und Unwohlsein. Wenn Sie diese beiden Gefühlszustände in einer Situation erleben, dann schreiben Sie diese auf jeden Fall auf. Wichtig ist aber auch, dass nicht jeder unangenehme Gedanke dysfunktional ist (Pfannschmidt, 2019). Um die Arten von Denkfehlern wird es in dem dazu passenden Abschnitt „Welche Denkfehler gibt es?“ gehen.

Annas Gedankenbeobachtung könnte dabei so aussehen:

| **In welcher Situation kommt ein Gedanke auf?**<br>Eine Freundin hat mich zu ihrem Geburtstag eingeladen. |
|---|
| **Welcher Gedanke kommt bei Ihnen auf?**<br>Ich brauche zu dem Geburtstag gar nicht hingehen, weil da andere Leute sein werden, von denen mich keiner leiden kann. Ich mag solche Zusammenkünfte sowieso nicht und werde nur schlechte Laune haben. Die anderen werden deshalb über mich reden. |
| **Welche(s) Gefühl(e) ist/sind mit dem Gedanken verbunden?**<br>Traurigkeit, Enttäuschung |

**Mein ABC-Modell**

Bei den Worten „ABC-Modell“ sollte bei Ihnen etwas klingeln, denn dieses Modell haben wir tatsächlich schon besprochen. Albert Ellis‘ Rational-Emotive Theorie baut auf dem ABC-Modell auf, wobei ein auslösendes Ereignis (A) nach bestehenden Überzeugungen (B) bewertet wird und diese Bewertungen zu Konsequenzen (C) führen. So lassen sich die Selbstbeobachtungen auch in dieses ABC-Modell übertragen.

Eine Vorlage dafür finden Sie auf **Arbeitsblatt A/1: Mein ABC-Modell**. Alternativ können Sie auch gleich das ABCDE-Modell auf **Arbeitsblatt A/2: Mein ABCDE-Modell** nehmen.

| **Arbeitsblatt A/1: Mein ABC-Modell** | **Arbeitsblatt A/2: Mein ABCDE-Modell** |
|---|---|
| • A = Anlass | • A, B und C |
| • B = Bewertung/Bedeutung | • D = Diskussion |

| • C = Konsequenzen | • E = Ergebnis |
|---|---|

Wie Sie aus der Tabelle entnehmen können, kommen beim ABCDE-Modell noch zwei Komponenten hinzu. Zum einen ist das die Diskussion (D). Dabei werden die dysfunktionalen Bewertungen (B) infrage gestellt. Der Buchstabe E steht für das Ergebnis. Ein Ergebnis meint hier neue Gedanken, Gefühle und Verhaltensweisen, die im Laufe des Programmes erarbeitet und getestet wurden.

Auf diese Punkte kommen wir allerdings erst im nächsten Kapitel zu sprechen, weswegen Sie die letzten Spalten einfach freilassen können. Oder Sie entscheiden sich dazu, erst mit dem ABC-Modell zu arbeiten und dann auf das ABCDE-Modell umzusteigen.

**Mein Gedankentagebuch**

Ein Gedankentagebuch ist dem ABC-Modell tatsächlich ganz ähnlich. Nur geht diese Methode nicht auf Ellis zurück, sondern auf Aaron T. Beck von der kognitiven Verhaltenstherapie. Der Name „Gedankentagebuch“ lässt schon vermuten, dass es sich bei diesem Werkzeug um ein Verfahren zum Festhalten und Erkennen von Gefühlen, Verhaltensweisen, Auslösern und Gedanken handelt.

Auch hier gibt es die Möglichkeit, die identifizierten Gedanken zu hinterfragen und zu verändern (Hautzinger, 2013). Das Gedankentagebuch nennt man auch Spaltentechnik, weil hier in einer Tabellenform gearbeitet wird. Auf den **Arbeitsblättern B/1**, **B/2**, **B/3** und **B/4: Mein Gedankentagebuch** stehen Ihnen mehrere Varianten zum Ausfüllen des Tagebuchs zur Verfügung.

| | |
|---|---|
| **Arbeitsblatt B/1: Mein Gedankentagebuch**<br>**2-Spalten** | • Gefühle<br>• auslösendes Ereignis |
| **Arbeitsblatt B/2: Mein Gedankentagebuch**<br>**3-Spalten** | • Gefühle<br>• Verhalten<br>• auslösendes Ereignis |
| **Arbeitsblatt B/3: Mein Gedankentagebuch**<br>**4-Spalten** | • Gefühle<br>• Verhalten<br>• auslösendes Ereignis |

| | |
|---|---|
| | • automatische Gedanken/Überzeugungen |
| **Arbeitsblatt B/4: Mein Gedankentagebuch**<br>**6-Spalten** | • Gefühle<br>• Verhalten<br>• auslösendes Ereignis<br>• automatische Gedanken/Überzeugungen<br>• rationalere Gedanken<br>• Ergebnis |

Arbeitsblatt B/4 oder auch die 6-Spalten-Variante dient wieder dem Hinterfragen von Kognitionen und dem Ergebnis der Umstrukturierung. Auch hier besprechen wir im Verlauf des Buches noch, was in die Spalten zu den rationaleren Gedanken und zu den Ergebnissen eingetragen werden soll. Sie müssen auch nicht alle der aufgeführten Arbeitsblätter bearbeiten, sondern können sich für die für Sie beste Methode entscheiden.

Manch einer ist davon überfordert, direkt mit der 6-Spalten-Variante einzusteigen, und beginnt lieber mit den zwei Spalten und arbeitet sich dann hoch.

**Gefühle, Verhalten, Ereignisse und Gedanken miteinander verknüpfen**

Wie Sie im Laufe der Übungen vielleicht schon erkannt haben, gibt es viele Dinge, die man schon zusammen beobachten kann, zum Beispiel Gefühle und auslösende Ereignisse. Um Sie aber nicht gleich mit einer großen Tabellenübersicht zu überfordern, gibt es hier eben auch den Weg, alle Beobachtungen einzeln vorzunehmen.

Wenn Sie das schrittweise Vorgehen gewählt haben, ist es nun an der Zeit, Gefühle, Verhalten, Ereignisse und Gedanken miteinander zu verknüpfen. Wenn Sie sich von vorneherein sowieso schon für den Tabellenweg entschieden haben, dann fällt dieser Schritt natürlich weg, da Sie in einer Zeile jeweils ein Gefühl, zugehörige Verhaltensweisen, das auslösende Ereignis und die dabei entstehenden Gedanken aufgeschrieben haben. Für die Personen, die das schrittweise Vorgehen gewählt haben, kann es nun ganz sinnvoll sein, ebenfalls auf eine Tabelle umzusteigen, da wir Sie später sowieso zum Infragestellen der automatischen Gedanken benötigen.

Aber keine Sorge, Sie haben die vorherigen Einzelübungen natürlich nicht umsonst gemacht. Sie dienen jetzt vor allem dazu, dass Sie alle Situationen noch einmal Revue passieren lassen, um Zusammenhänge zwischen den einzelnen Komponenten zu erkennen:

- Was habe ich gefühlt?
- Wie habe ich mich verhalten, als dieses Gefühl aufkam?
- In welcher Situation kam dieses Gefühl vor?
- Was habe ich in entsprechender Situation gedacht?

Falls Sie Ihre Gedanken (im wahrsten Sinne des Wortes) vor dem Übergang in die Tabelle allerdings noch einmal extra ordnen möchten, dann steht Ihnen im Anhang auch wieder ein Arbeitsblatt zur Verfügung.

**Arbeitsblatt 9: Gefühle, Verhalten, Ereignisse & Gedanken miteinander verknüpfen**

**Aufgabe**: Wählen Sie ein Gefühl aus, welches Sie bearbeiten möchten. In welcher Situation tritt dieses Gefühl auf? Welche Verhaltensweisen zeigen Sie, wenn das Gefühl auftritt? Welche Gedanken kommen Ihnen, wenn Sie dieses Gefühl erleben?

Wenn unser Fallbeispiel Anna alles miteinander verknüpft, könnte beispielsweise so etwas herauskommen:

| | | |
|---|---|---|
| 1. | Gefühl | Enttäuschung |
| 2. | Ereignis | Ich lege mich abends ins Bett und möchte schlafen, weil ich sehr erschöpft bin. Sobald ich im Bett liege, bekomme ich Rückenschmerzen und bin wieder hellwach. Ich versuche, den Griff zur Flasche zu vermeiden, bekomme es aber nicht hin. |
| 3. | Verhalten | Ich trinke eine Flasche Wein. |
| 4. | Gedanken | Ich bin ein schlechter Mensch, ich werde das nie schaffen. |

## WENN UNS DAS DENKEN EINEN STREICH SPIELT

Es kann jedem einmal passieren, dass die eigenen Gedanken verrücktspielen und man sich in seiner eigenen Gedankenwelt verliert. Sei es die beste Freundin oder der beste Freund, die bzw. der einen mit schnellen Worten am Telefon abwimmelt, oder der Chef, der einem vorschlägt, den Rest der Woche freizunehmen.

Es ist ganz normal, dass man sich dann fragt, ob man der Freundin oder dem Freund etwas getan hat oder ob der Chef mit dieser Aussage sagen möchte, dass die Firma ohne einen besser dran ist. Ohne die wirklichen Fakten suchen wir uns immer irgendwelche Erklärungen, die die Lücke füllen und dabei nicht immer stimmen müssen. Es können dann sogenannte „Denkfehler" auftreten. Denkfehler sind typische Gedanken, die immer wieder auftauchen können (Pfannschmidt, 2019).

Ohne weitere Informationen zu sammeln, werden die schlimmsten Szenarien im Kopf ausgemalt. Dass die Freundin oder der Freund gerade nicht reden kann, weil der Postbote geklingelt hat, gleichzeitig die Nudeln auf dem Herd überkochen und der Hund versucht, ein Kissen zu zerbeißen, kommt einem dann nicht als logische Erklärung in den Sinn.

Im Beispiel mit dem Chef wird dann nicht die Tatsache geprüft, wie viele Überstunden man eigentlich gemacht hat und dass es nun einmal an der Zeit ist, diese „abzubummeln", weil man gute Arbeit geleistet hat. Wie gesagt: Jeder Mensch hat einmal solche Gedanken.

Problematisch wird es erst dann, wenn die Gedanken nicht in der Realität geprüft werden, sondern man manche Ereignisse oder Situationen katastrophisiert, generalisiert oder personalisiert. Katastrophisieren, Generalisieren und Personalisieren sind nur drei von einer großen Anzahl an typischen Denkfehlern. Die folgenden Abschnitte sollen Ihnen nahebringen, welche die häufigsten Denkfehler sind und wie Sie Denkfehler bei sich selbst erkennen können.

**Welche Denkfehler gibt es?**

In diesem Abschnitt soll es nun um die ganze Bandbreite an möglichen Denkfehlern gehen. Die meisten Denkfehler gehen auf die Untersuchungen von Aaron T. Beck und Albert Ellis zurück, die im Rahmen ihrer jeweiligen Therapieprogramme diese Denkmuster identifiziert haben.

Natürlich sind in den unteren Abschnitten nicht alle möglichen Denkfehler aufgelistet, denn das würde schlicht und einfach den Rahmen sprengen. Sie finden aber definitiv die häufigsten und bekannten Arten von dysfunktionalen Gedanken. Es kann sein, dass Sie sich manche Erklärungen durchlesen und denken „Ja, und jetzt?". An all diesen Stellen sollte der Umgang mit den Denkfehlern erklärt werden.

Darum soll es allerdings erst im nächsten Kapitel gehen. In einer Tabelle am Ende des Abschnittes sind Beispiele für die Denkfehler aufgeführt, die das Verständnis fördern sollen.

**Alles-oder-Nichts-Denken.** Nennt man auch „Schwarz-Weiß-Denken" und impliziert, dass es nichts zwischen zwei Extremen gibt (Pfannschmidt, 2019). Die Dinge sind entweder gut oder schlecht, schwarz oder weiß. Da das Denken Gefühle und Verhaltensweisen beeinflusst, führt diese extreme Denkweise natürlich auch zu extremen Gefühlen und einem extremen Verhalten. Typisch für das Alles-oder-Nichts-Denken ist auch, dass oft zwei gegensätzlich Kategorien gegenübergestellt werden, zum Beispiel „heilig" und „sündhaft" (de Jong-Meyer, 2018).

**Emotionale Beweisführung.** Emotionale Beweisführung ist etwas, das wir im Rahmen eines Sprichwortes kennen: „Ich habe das im Urin" oder „Das kommt mir so spanisch vor". Man könnte auch von dem berühmten „siebten Sinn" sprechen oder umgangssprachlich von der Intuition, das heißt, negative Vorahnungen werden als Fakten angesehen (Pfannschmidt, 2019). Jedoch sollte man hierbei beachten, dass Gefühle nicht mit Fakten verwechselt werden. Sie haben es im kognitiven Modell gelernt: Gedanken beeinflussen unsere Gefühle und deshalb muss eine solche Intuition immer im „realen Leben" getestet werden.

**Gedankenlesen.** Beim Gedankenlesen denken Sie jetzt wahrscheinlich an übernatürliche Kräfte, aber hier geht es eher darum, welche Gedanken, Motive und Absichten man anderen Personen zuschreibt (Branch & Willson, 2013). Weil wir uns bei den Denkfehlern befinden, sind das meist negative Absichten, die man jemand anderem zuschreibt. Wenn Sie sich mit einer Person unterhalten, dann kann es beim Gedankenlesen gut sein, dass Sie sich ein Bild darüber zurechtlegen, wie der andere über sie denkt (Pfannschmidt, 2013). Die Verzerrungen gehen vor allem in die Richtung, dass man in das Denken der anderen genau das hineininterpretiert, wovor man sich am meisten fürchtet, zum Beispiel Ablehnung, Antipathie oder das Hinterfragen der eigenen Kompetenz.

**Generalisierung.** Beim Generalisieren könnte man auch vom Verallgemeinern sprechen. Ein Teil von einem Ereignis wird als großes Ganzes betrachtet (Branch & Willson, 2013), das heißt, dass mehrere Einzelheiten aus dem Kontext herausgerissen und auf andere Situationen übertragen werden (de Jong-Meyer, 2018).

Wenn Sie sich zum Beispiel einmal nach einem Konzert eine heftige Erkältung zugezogen haben, dann kann eine Generalisierung dahin erfolgen, dass man annimmt, sich auf jeder Veranstaltung mit vielen Menschen eine Krankheit zuzuziehen. Um die Generalisierung und Verallgemeinerung etwas besser zu verstehen, machen wir einen kurzen Abstecher in die Forschungsmethoden der Psychologie. Bevor eine Studie oder ein Experiment durchgeführt wird, stellt das Forscherteam Hypothesen auf. Diese Hypothesen sind quasi Aussagen darüber, welche Ergebnisse man voraussagt, und werden dann im

Verlaufe des Experimentes getestet.

Dabei muss man vorsichtig sein, welche Art von Hypothese aufgestellt wird. Man unterscheidet universelle und existenzielle Hypothesen sowie Hypothesen über Anteile. Universelle Hypothesen sollen für alle Fälle gelten, für die die Hypothese aufgestellt wurde, zum Beispiel, „Keiner mag mich." Existenzielle Hypothesen müssen nur für mindestens einen Fall gültig sein, zum Beispiel, „Es gibt Menschen, die mich nicht mögen." Die Hypothesen über Anteile sagen, wie der Name hergibt, bestimmte Sachverhalte für einen gewissen Teil an Personen vorher, zum Beispiel, „Mindestens ein Prozent aller Menschen mögen mich nicht." Was Forscher dann möchten, ist, die Hypothese zu verifizieren, also als wahr zu beweisen oder zu falsifizieren (Bittrich & Blankenberger, 2011). Unser Fokus soll hier auf den universellen Hypothesen liegen, da diese die Generalisierung am besten erklären.

Wenn man jetzt die Hypothese, „Keiner mag mich.", untersucht, dann müssten Sie quasi alle Menschen dieser Welt befragen, um die Hypothese zu verifizieren oder zu falsifizieren, denn „keiner" meint eben „kein Mensch auf dieser Welt". Und wie wahrscheinlich ist es schon, dass alle Menschen Sie nicht leiden können?

**Katastrophisieren.** Das Katastrophisieren schwingt bei den meisten Denkfehlern häufig mit. Man nimmt an, dass Situationen ein katastrophales oder unglückliches Ende nehmen werden (Branch & Willson, 2013; Pfannschmidt, 2019).

**Personalisieren.** Beim Personalisieren werden Ereignisse, Gefühle und Verhaltensweisen anderer auf sich selbst bezogen. Man denkt quasi, dass alles, was passiert, mit einem selbst zu tun hat und man selbst daran Schuld ist (Pfannschmidt, 2019).

Eine leichte Form des Personalisierens kann einem schon in der Kindheit mitgegeben werden. „Wenn du deinen Teller nicht leer isst, dann scheint die Sonne morgen nicht" ist ein Sprichwort, welches sich mancher von Ihnen sicher schon einmal am Tisch anhören musste. Es wird impliziert, dass man selbst für das morgige Wetter verantwortlich ist. Dass wir Hochruckgebiete und Ähnliches nicht beeinflussen können, sagt uns natürlich keiner. Und wenn es dann noch am nächsten Tag regnet, wird man vielleicht wenigstens dazu gebracht, das Abendessen aufzuessen, aber am Wetter ändert sich nichts. Deshalb ist es so wichtig, sich alternative Erklärungen für das zu suchen, was passiert ist.

**Schubladendenken.** Das Schubladendenken nennt man auch Etikettierung. Menschen neigen dazu, andere Menschen anhand ihrer äußeren Eigenschaften oder ihren Persönlichkeiten „in Schubladen zu stecken". Damit ist nichts anderes gemeint, als dass wir die anderen in Kategorien einordnen.

Der Junge lernt viel, also ist er ein Streber; die Kollegin kommt immer zu spät, also ist sie unzuverlässig und so weiter. Mit solchen Schubladen vereinfachen wir uns die Realität (Mai, 2020a). Es soll jetzt hier aber nicht darum gehen, ob Sie das Schubladendenken vermeiden sollen oder nicht, denn wir befinden uns immer noch im Bereich der Denkfehler. „Unser" Schubladendenken sagt nämlich aus, dass Sie Ihre negativen Eigenschaften als unveränderbar und fest ansehen. Es gibt quasi keinen Weg aus diesen Eigenschaften heraus und man muss sich dem hingeben, dass man beispielsweise immer zu spät ist, nie vor zehn Uhr aufsteht und so weiter (Pfannschmidt, 2019).

**Selektive Wahrnehmung.** Die selektive Wahrnehmung ist eigentlich eine Art Effekt, der aus der Sozialpsychologie stammt. Sozialpsychologen beschäftigen sich mit dem Erleben und Verhalten von Menschen in sozialen Kontexten (Kessler & Fritsche, 2018).

Selektive Wahrnehmung führt dazu, dass Menschen abhängig von ihren Standpunkten nach Informationen suchen. Das bedeutet, dass Menschen häufig bei ihren bestehenden Überzeugungen bleiben und ihre Meinungen weniger ändern, wenn sie sich erst einmal ein Urteil über etwas gebildet haben.

Dieser Effekt kann sogar dann auftreten, wenn die zugrundeliegenden Informationen nicht vollständig sind (Fischer, Jander & Krueger, 2018). Einfach gesagt, sucht man sich die Informationen heraus, die gerade in das eigene Bild passen. Die selektive Wahrnehmung haben wir schon bei der Abwärtsspirale im ABC-Modell besprochen, wo es darum ging, dass alle inneren und äußeren Umstände dazu beitragen, dass man sich nur auf negative Ereignisse fokussiert. Demnach betrifft die selektive Wahrnehmung fast alle hier aufgeführten Denkfehler. Jedoch ist es wie beim Schubladendenken der Fall, dass uns die selektive Wahrneh–mung eigentlich nur vor dem großen Informationsfluss um uns herum beschützen will. Problematisch wird es dann, wenn wir unseren Standpunkt nicht mehr überprüfen, sondern einfach als gegeben hinnehmen.

**Tendenz ins Negative.** Ähnlich zum Katastrophisieren ist die Tendenz ins Negative. Dabei werden positive Ereignisse und Situation abgewertet und beispielsweise dem Zufall zugeschrieben (Branch & Willson, 2013).

**Übertreibung und Untertreibung.** Übertreibungen kennt wahrscheinlich jeder aus dem Alltag: „Ich habe einen *Bärenhunger*", „Ich bin *todmüde*", oder, „Wir waren *blitzschnell* wieder da". Mit der Anwendung von Übertreibungen möchte man das Gesagte deutlich hervorheben.

Auch Untertreibungen schlagen sich häufig in unserer Alltagssprache nieder, sind Ihnen aber wahrscheinlich weniger bewusst. Man unterscheidet nämlich mehrere Arten von Untertreibungen, die ganz unterschiedliche Wirkungen haben können. Zum Beispiel gehört die Bescheidenheit dazu. Wenn ein Kollege über das Wochenende den ganzen Bericht fertiggestellt hat, der eigentlich Ihr Auftrag war, und diese Tat mit dem Worten, „Ach, das war doch gar nichts", abtut, spricht man von einer bescheidenen Untertreibung.

Eine andere Form geht in die eher zynische und sarkastische Richtung. Stellen Sie sich vor, Ihr Kollege kommt in einem neuen Anzug zur Arbeit, der wohl etwas zu klein geraten ist. Die Nachfrage, „Na, gab es den Anzug auch in deiner Größe?", fällt dann in den Bereich der sarkastischen Untertreibung (Rassek, 2020a). Das waren jetzt nur zwei Beispiele, aber ich denke, Sie verstehen, was ich meine.

Im Bereich der Denkfehler verstehen wir unter Über- und Untertreibungen die Über- und Unterschätzung der Bedeutung oder Größe eines Ereignisses. Auch das Personalisieren findet hier Anwendung sowie die extreme Übernahme von Verantwortung (de Jong-Meyer, 2018).

**Überzogene Forderungen an sich selbst.** Der Name dieses Denkfehlers beschreibt ihn eigentlich schon ganz gut. Anders ausgedrückt könnte man auch sagen: Man hat Erwartungen an die eigenen Fähigkeiten und diese Erwartungen müssen zur vollsten Zufriedenheit erfüllt werden (Pfannschmidt, 2019). Signalwörter für überzogene Forderungen sind *müssen*, *sollen* und *nicht dürfen*.

Durch diese extremen Ansprüche an sich selbst entstehen Probleme, weil man sich keinen Spielraum für Flexibilität einräumt (Branch & Willson, 2013). Klar, jeder hat Ansprüche an sich selbst, aber die allermeisten Menschen sind nicht so hart mit sich selbst, wenn sie ihre Ansprüche nicht zu einhundert Prozent erfüllen.

**Voreilige und willkürliche Schlussfolgerung.** Der Duden definiert das Adjektiv „voreilig" als *zu schnell*, *unbedacht* sowie *unüberlegt* (Dudenredaktion, o. J.). Diese Definition trifft es sehr gut, denn bei voreiligen Schlussfolgerungen werden Gedankenschlüsse ohne Beweise gezogen.

Es kann auch sein, dass Schlussfolgerungen trotz gegenteiliger Beweise gezogen werden. Willkürliche Schlussfolgerungen werden auch einfach so gezogen, obwohl andere Erklärungsmöglichkeiten nicht einmal geprüft wurden (de Jong-Meyer, 2018). Manche Gedankenschlüsse können dabei durchaus sinnlos sein, um es einmal unverblümt auszudrücken.

**Wahrsagen.** Voreilige Schlüsse zu ziehen, kann auch beim Wahrsagen vorkommen. Das heißt nicht, dass Sie sich selbst die Karten legen oder in eine Kristallkugel schauen müssen, sondern lediglich, dass Sie den Ausgang von bestimmten Ereignissen einfach vorhersagen.

Stellen Sie sich zum Beispiel einmal vor, dass Sie seit einiger Zeit Schmerzen im linken Arm haben. In der ersten Zeit denken Sie sich noch nichts dabei, aber mit der Zeit gehen die Schmerzen nicht weg. Sie wollen den Weg zum Arzt vermeiden, weil Sie noch nie oft zum Arzt mussten und immer kerngesund waren. Um aber trotzdem herauszufinden, was es mit den Schmerzen auf sich haben könnte, geben Sie Ihre Symptome in eine Internetsuchmaschine Ihrer Wahl ein.

Sie klicken auf die erstbeste Seite und lesen die möglichen Krankheiten durch. Ihre Aufmerksamkeit liegt besonders auf den ernsthaften Erkrankungen: Herzinfarkt, Thrombose, Krebs oder irgendwelche anderen Erkrankungen, bei denen der Schmerz im Arm ein Anzeichen für das weite Fortschreiten der Krankheit ist. Alle aufgeführten Symptome treffen plötzlich auf Sie zu und wenn Sie noch einmal richtig nachschauen: Ja, da ist definitiv eine Schwellung zu erkennen und eine farbliche Veränderung.

Sie sind fest davon überzeugt, eine ernsthafte Krankheit zu haben. Um das abklären zu lassen, haben Sie beschlossen, dass es doch ratsam wäre, einen Arzt aufzusuchen. Auf dem Weg dorthin, an der Anmeldung und im Wartezimmer wird Ihnen ganz unwohl, da heute der Tag gekommen ist, an dem Sie Ihre Gewissheit bekommen werden. Vorher haben Sie sich schon ausgemalt, wie es nach der Diagnose wohl weiter gehen wird: Krankenhaus, lange Therapie, komplette Veränderung des Lebens und noch viel mehr.

Als Sie dann in das Sprechzimmer gerufen werden und der Ärztin Ihre Symptome schildern, steigt Ihr Unwohlsein bis ins Unendliche. Gleich wird es so weit sein. Die Ärztin tastet Ihren Arm und die umlegende Umgebung ab, zieht danach Ihre Handschuhe aus und setzt sich hin.

Jetzt kommt die Diagnose: „Ich kann keine Schwellung bei Ihnen feststellen, die Farbe des Armes ist ganz normal und auch die Lymphknoten sind nicht angeschwollen. Allerdings haben Sie eine sehr starke Verspannung in einem Muskel an Ihrem Schultergürtel. Achten Sie denn auch immer darauf, aufrecht zu sitzen und sich ausreichend zu bewegen?“. Dann fangen Sie an, zu überlegen: Seitdem ich von zu Hause aus arbeite, habe ich viel mit meinem Laptop auf der Couch gesessen. Und seit der selbstgestellten Diagnose habe ich den Sport auch vernachlässigt, weil mein Leben mit der Krankheit sowieso vorbei gewesen wäre. Die Ärztin verschreibt Ihnen Wärme- und Physiotherapie. Sie können die Arztpraxis verlassen und plötzlich ist das Leben wieder gut. Bei einem Denkfehler werden diese überprüfenden Schritte allerdings nicht gemacht und man sinkt immer weiter in seine Beschwerden hinein.

**Beispiele für die Denkfehler**

| **Denkfehler** | **Typische Aussagen** |
|---|---|
| Alles-oder-Nichts-Denken | • „Ich mache nie etwas richtig.“<br>• „Ich werde das nie können.“<br>• „Ich bin ein schlechter Mensch.“ |
| Emotionale Beweisführung | • „Ich weiß ganz genau, dass es nicht klappen wird.“<br>• „Ich bin mir ganz sicher, dass es so ist – ich fühle es einfach.“ |
| Gedankenlesen | • „Die halten mich bestimmt für dumm.“<br>• „Mich wird dort sowieso niemand leiden können.“ |
| Generalisierung | • „Alle halten mich für unfähig.“<br>• „Niemand mag mich.“ |
| Katastrophisieren | • „Wir werden bestimmt mit dem Flugzeug abstürzen.“<br>• „Die Welt wird davon untergehen.“ |
| Personalisieren | • „Sowas passiert nur mir.“<br>• „Ich bin schuld daran, dass meine beste Freundin schlechte<br>Laune hat. Ich würde gerne wissen, was ich ihr getan habe.“ |
| Schubladendenken | • „Ich bin einfach zu dumm dafür.“<br>• „Ich bin einfach immer zu spät.“ |
| Selektive Wahrnehmung | • „Ich habe das Projekt zwar erfolgreich abgeschlossen, aber im<br>Hauptteil einen großen Fehler gemacht, der mir ewig<br>nachhängen wird.“ |
| Tendenz ins Negative | • „Das Gewinnen des Marathons war reiner Zufall.“<br>• „Natürlich ist eine Gehaltserhöhung schön, aber das heißt auch, |

| | |
|---|---|
| | dass ich jetzt noch mehr arbeiten muss." |
| Übertreibung/ Untertreibung | • Übertreibung: „Weil ich letzte Woche eine rote Ampel überfahren habe, hatte meine Mutter einen Autounfall."<br>• Untertreibung: „Es wäre doch nur eine Kleinigkeit, mir die 15 Kisten in den vierten Stock zu tragen." |
| Überzogene Forderungen an sich selbst | • „Ich darf nicht versagen."<br>• „Ich muss das schaffen." |
| Voreilige/willkürliche Schlussfolgerung | • „Mein Kollege ist heute nicht wie immer mit der Bahn zur Arbeit gefahren, also kann er mich nicht mehr leiden."<br>• „Der Chef hat Bewerbungsgespräche organisiert, das heißt, dass mindestens einer von uns gehen muss." |
| Wahrsagen | • „Dass mein Chef mich seit zwei Wochen nicht mehr grüßt, bedeutet bestimmt, dass ich entlassen werde."<br>• „Mein Partner kommt immer so spät nach Hause, er geht mir bestimmt fremd." |

***Anmerkung***. Beispiele in Anlehnung an Branch & Willson (2013); Pfannschmidt (2019).

**Wie erkenne ich meine Denkfehler?**

So, jetzt haben Sie sich die ganze Batterie an Denkfehlern durchgelesen und noch immer keine richtige Ahnung, wie Sie denn nun Ihre eigenen erkennen können. In diesem Zustand können Sie natürlich nicht bleiben und deswegen soll es nun darum gehen, Ihre aufgeschriebenen Gedanken zu analysieren. In diesem Abschnitt werden wir auch die dahinterliegenden Grundüberzeugungen aufdecken.

Um es sich ganz einfach zu machen, gibt es typische Wörter oder Wortgruppen, deren Gebrauch auf unrealistische Gedanken hinweisen. Diese sind:

- Ich muss
- Ich darf nicht
- Niemals
- Jeder
- Immer
- Das ist furchtbar

(Pfannschmidt, 2019)

Schauen Sie Ihre Gedankenbeobachtungen durch und überprüfen Sie, ob Sie diese Wörter in Ihren Aufzeichnungen finden. Natürlich muss man hier aber vorsichtig sein, weil nicht jeder Gedanke, der diese Wörter oder Wortgruppen beinhaltet, auf einen dysfunktionalen Gedanken hindeutet.

Einen weiteren Hinweis auf unangemessene Gedanken geben die Themen, die die Aussagen behandeln. Analysieren Sie dazu Ihre Gedanken und achten Sie auf typische Themen, wie zum Beispiel Versagen, Fehler, Enttäuschungen und Scheitern. Generell ist aus dysfunktionalen Gedanken häufig eine negative Tendenz herauszulesen (Branch & Willson, 2013).

Um sich noch sicherer zu sein, möchte ich Ihnen die Methode des vertiefenden Fragens (englisch: *downward arrow technique*) vorschlagen. Diese Technik bieten sich auch an, um verwurzelte Grundüberzeugungen aufzudecken, die sich nicht in der Sprache niederschlagen, sondern den automatischen Gedanken vorausgehen.

Im Ablauf sieht es so aus, dass Sie zuerst eine Situation oder ein Ereignis benennen, die/das unangenehme Gefühle bei Ihnen auslöst. Dabei können Sie sich auf alle aktuellen und vergangenen Ereignisse fokussieren. Danach überlegen Sie, wie oben bei der Übung zur Bedeutung von Ereignissen, was das aufgeschriebene Ereignis für Sie bedeutet. Meist ist es so, dass die erste Antwort auf die Frage nach der Bedeutung des Ereignisses ein automatischer Gedanke ist. Fragen Sie sich danach weiter, was es bedeuten würde, wenn das zutreffen würde, was Sie aufgeschrieben haben.

Wenn Sie immer weiter fragen, dann kommen Sie am Ende zu Ihrer Grundüberzeugung, die das automatische Denken aktiviert hat (Psychology Tools, o. J.). Da die Methode des vertiefenden Fragens keine einheitliche Struktur für den individuellen Fall hat, gibt es hierfür kein vorgefertigtes Arbeitsblatt. Nehmen Sie sich also einfach ein leeres Blatt oder ein Notizbuch und beginnen Sie, Ihren automatischen Gedanken auf den Grund zu gehen.

Die Ausgangsfrage lautet immer: Welche Situation löst ein unangenehmes Gefühl aus? Danach ist es wichtig, dass Sie sich von Schritt zu Schritt immer fragen, was das Aufgeschriebene weiter für Sie bedeuten würde. Leitfragen sind:

- Was wäre, wenn die Situation zutreffen würde?
- Was wäre so schlecht daran, wenn die Situation zutreffen würde?
- Was wäre das Schlimmste, was passieren kann?
- Was würde die Situation für andere Menschen bedeuten?
- Wie würde sich die Situation auf meine Zukunft auswirken?
- Welche Bedeutung hätte die Situation für die ganze Welt?

(Psychology Tools, o. J.)

Hier sehen Sie ein Beispiel für die Methode des vertiefenden Fragens:

| **Beispiel** | **Fragen** |
|---|---|
| „Den Kindern hat mein Essen nicht geschmeckt!“ ↓ | Was bedeutet dieses Ereignis für mich? ↓ |
| „Ich bin ein schlechter Koch!“ ↓ | Wenn das zutreffen würde, was wäre dann die nächste Schlussfolgerung? ↓ |
| „Ich bin ein schlechter Vater!“ ↓ | Was würde dann bedeuten? ↓ |
| „Eigentlich kann ich gar nichts!“ | Grundüberzeugung |

***Anmerkung***. Beispiel in Anlehnung an Psychology Tools (o. J.).

Des Weiteren sollten Sie aus dem kognitiven Modell noch wissen, dass unsere Gedanken nicht nur unsere Gefühle, sondern auch unsere Verhaltensweisen beeinflussen. Das heißt, dass Menschen sich an ihren Grundüberzeugungen orientieren.

Das ist prinzipiell nichts Schlechtes, denn wie wir im Abschnitt zu den Grundüberzeugungen gelernt haben, bilden diese die Grundlage für unsere Identität. Wenn es sich dann aber um ungesunde oder dysfunktionale Grundüberzeugungen handelt, gehen damit logischerweise ungesunde oder problematische Verhaltensweisen einher (Branch &

Willson, 2013). In einer vorherigen Übung haben Sie Ihre problematischen Verhaltensweisen schon analysiert.

Diese bilden nun die Grundlage, um sich anzuschauen, ob Ihre Gedanken dysfunktional sind. Sehen Sie sich dazu am besten Ihr ABC-Modell, Ihr Gedankentagebuch oder die Übung zur Verbindung von Gefühlen, Verhalten, Ereignissen und Gedanken an. Ihr Blick geht dazu zuerst auf die Spalte mit den Verhaltensweisen: Können Sie dort Verhaltensweisen von Ihrer aufgestellten Rangreihe oder von der vorherigen Ankreuzübung finden?

Wahrscheinlich schon. Schauen Sie dann darauf, welche Gedanken Sie beim Ausführen dieser Verhaltensweise hatten. Der auftretende Gedanke wird mit hoher Wahrscheinlichkeit ein dysfunktionaler Gedanke sein.

Achten Sie außerdem auf die selektive Wahrnehmung im Alltag, denn unsere Grundüberzeugungen führen zu Verzerrungen. Alles, was wir tun oder lassen, führt dazu, dass wir unsere Grundüberzeugungen wahr erscheinen lassen (Branch & Willson, 2013). Gibt es irgendwelche Verhaltensweisen, die nur dazu führen, Ihre Sichtweisen zu bestätigen? Sie ziehen sich beispielsweise nur zurück, weil Sie aus früheren Erfahrungen wissen, dass alle Menschen böse sind. Diese Übung ist wahrscheinlich nicht so leicht, weil anfänglich noch nicht erkannt wird, dass die Annahmen nicht stimmen.

Nun ist es an der Zeit, die Ereignisse, dysfunktionalen Gedanken und dazugehörigen Grundüberzeugungen in einen Zusammenhang zu bringen. Dafür können Sie sich selbst eine Übersicht erstellen oder das **Arbeitsblatt 10/A: Meine dysfunktionalen Gedanken und Grundüberzeugungen** nutzen.

Das Aufschreiben dient vor allem als Grundlage für die weitere Arbeit mit den dysfunktionalen Gedanken und Grundüberzeugungen. So haben Sie alles auf einen Blick und wissen, an welchen Stellen Sie ansetzen müssen. Alternativ können Sie auch **Arbeitsblatt 10/B** benutzen, um später die neuen funktionaleren Kognitionen mit in die Tabelle zu schreiben.

**Arbeitsblatt 10: Meine dysfunktionalen Gedanken und Grundüberzeugungen**

**Aufgabe:** Verbinden Sie Ereignisse, dysfunktionale Gedanken und Grundüberzeugungengenmiteinander.

Als auslösende Ereignisse gelten alle vergangenen und aktuellen Erfahrungen, die zur Entwicklung der Grundüberzeugungen beigetragen haben. Zu den dysfunktionalen Gedanken gehören alle Aussagen oder Annahmen, die Sie aufgrund der

Grundüberzeugungen haben.

Bei der Grundüberzeugung schreiben Sie logischerweise alles rein, was Sie als Grundüberzeugung ermittelt haben. Beachten Sie auch immer, dass automatische Gedanken und Grundüberzeugungen auf Sie selbst, andere Personen und die Welt bezogen sein können (Branch & Willson, 2013).

Lassen Sie sich für Ihre Analyse ruhig Zeit. Es ist ganz normal, dass man seine Denkfehler zu Beginn nicht sofort erkennt. Als Zwischenziel ist es erst einmal vollkommen ausreichend, wenn Sie registrieren, dass bestimmte Gedanken mit Unwohlsein verbunden sind, das für dysfunktionale Gedanken charakteristisch ist.

Die vorgestellten Methoden sind auch nur einige Beispiele, die Sie bei der Identifikation unterstützen sollen. Die Überprüfung, ob die Annahmen tatsächlich stimmen, werden wir im nächsten Kapitel besprechen. Anhand der Überprüfung können Sie dann auch noch einmal feststellen, ob ein automatischer Gedanke funktional oder dysfunktional ist.

Denn Sie dürfen nie vergessen: Jeder Mensch hat diese automatischen Gedanken. Ungesunde Gedanken entstehen durch falsche, unrealistische und verzerrte Interpretationen. Doch diese Interpretationen kann man beheben und ich zeige Ihnen wie.

# Infragestellen dysfunktionaler Gedanken und Erarbeitung funktionalerer Gedanken

Die Identifikation der automatischen Gedanken ist eine Sache. Was da aber noch mitschwingt, ist das Infragestellen der Denkmuster, um wirklich sicher zu sein, ob es sich bei den automatischen Gedanken auch um die schädlichen dysfunktionalen Gedanken handelt.

Ist der beste Freund wirklich wütend auf einen oder sind es „nur" die Gedanken, die diese Annahme aufstellen? Um solche und ähnliche Fragen soll es in diesem Kapitel gehen. Sie werden lernen, wie Sie Ihre Gedanken hinterfragen können und welche Methoden Ihnen dabei behilflich sind.

## DENKFEHLER – WAS NUN?

In den folgenden Abschnitten werden Ihnen verschiedene Techniken der kognitiven Umstrukturierung vorgestellt. Es gibt beim Infragestellen kein einheitliches Vorgehen, weswegen ich Ihnen nicht sagen kann: „Machen Sie erst diese Übung und dann noch die andere. Danach sind alle Ihre Probleme Geschichte."

Deswegen lautet der Grundsatz hier: „Erlaub ist, was hilft!" Bevor wir in die Techniken einsteigen, bleibt noch die Frage zu klären, mit welchem Gedanken man denn eigentlich beginnt. Die Antwort liegt auf der Hand: Sie beginnen mit dem Gedanken, der Sie am stärksten belastet. Wichtig ist auch, auf ein schrittweises Vorgehen zu achten. Nehmen Sie sich nicht gleich zwei oder drei Gedanken vor, sondern arbeiten Sie sich von Gedanke zu Gedanke. Eine Sache sollten Sie sich beim Testen von Gedanken immer im Kopf behalten: Gedanken, Bewertungen und Annahmen sind keine Fakten!

### Realitätstest und Verhaltensexperiment

Der Realitätstest und das Verhaltensexperiment sind Techniken, die Sie den anderen Techniken auf jeden Fall vorausschieben sollten. Ich weiß, ich habe Ihnen in den einleitenden Worten gesagt, dass es kein einheitliches Vorgehen gibt, aber der Realitätstest und das Verhaltensexperiment sind wichtig, um Fakten und Informationen zu sammeln, die die Annahmen, Gedanken, Einstellungen und Überzeugungen bestätigen oder widerlegen können (Hautzinger, 2015).

Sie sehen den Gedanken, den Sie gerade testen, quasi als Hypothese an. Es ist nun an der Zeit, dass Sie selbst einmal Wissenschaftler spielen und Tests und Experimente durchführen, um die aufgestellten Hypothesen auf den Prüfstand zu stellen. Realitätstests und Verhaltensexperimente eignen sich aber nicht nur, um die dysfunktionalen Gedanken infrage zu stellen, sondern auch, um die aufgestellten alternativen Gedanken zu überprüfen.

Weiterhin können Sie durch die Anwendung dieser Techniken erkennen, wie sich Ihr Denken und Verhalten auf Ihre Probleme auswirken, und dazu Informationen sammeln, die Ihre Probleme beseitigen können. Einfach gesagt probieren Sie bei einem Realitätstest oder Verhaltensexperiment aus, ob Annahmen, Gedanken, Einstellungen und Überzeugungen der Realität entsprechen (Branch & Willson, 2013).

Die Grundfrage, die man mit Tests und Experimenten in der kognitiven Verhaltenstherapie klären möchte, lautet: Wie wahrscheinlich ist das Eintreffen einer angenommenen Situation? Zum Beispiel: „Wie wahrscheinlich ist es, dass ich entlassen werde, nur weil mein Chef mir nahelegt, die restliche Woche freizunehmen?" Durch die Testung dieser Hypothese soll ein Abstand zu den eigenen Vorstellungen, Annahmen und vorhergesehenen Katastrophen entwickelt werden (Pfannschmidt, 2019). Aber: Wie funktioniert das?

Grundsätzlich geht es darum, Belege und Argumente für und gegen die automatischen Gedanken zu sammeln. Das funktioniert am besten, wenn man sich diese aufschreibt. Die Belege werden dann hinterfragt: Welche Beweise gibt es dafür, dass die Situation eintreffen könnte? Ist so eine Situation in der Vergangenheit schon einmal passiert? Wie sehen das Verhalten und die körperlichen Reaktionen in der Situation aus? (Pfannschmidt, 2019).

Schauen wir uns das Ganze einmal an einem Beispiel in einem Therapeut-Klient-Setting an. Wir nehmen an, dass jemand folgende Ausgangshypothese hat: „Mein Sohn hat kein Interesse mehr daran, mit mir ins Theater zu gehen." Der Therapeut, der eine angemessene Sicht auf die Situation hat, stellt dann eine sogenannte Hintergrundhypothese auf.

Damit ist eine Hypothese gemeint, die die eigentliche Situation ohne dysfunktionale Gedanken beschreibt. In unserem Fall sei diese Hypothese: „Die Klientin denkt, dass Ihr Sohn kein Interesse daran hat, hat aber konkret noch keinen Versuch unternommen, und die Frage ist offen, wie der Sohn reagiert." Der Dialog zum Testen der Hypothese der Klientin könnte dann so aussehen:

| | |
|---|---|
| Therapeut: | Wie hat er bei den letzten Malen reagiert, wenn Sie ihm einen Theatervorschlag gemacht haben? |
| Patientin: | So konkret habe ich noch keinen Vorschlag gemacht. |
| Therapeut: | Was würde Ihr Sohn tun, wenn Sie ihm den Vorschlag machen und wenn zuträfe, dass er daran generell kein Interesse hat? |
| Patientin: | Er würde vielleicht sagen, er habe keine Zeit, oder er würde sagen, mir gefallen diese Stücke nicht, die du immer vorschlägst. |
| Therapeut: | Und was würde er sagen, wenn es doch nicht stimmt, dass er generell kein Interesse hat? |
| Patientin: | Er würde auf den Vorschlag eingehen, aber vielleicht sagen, dass ihm die nächste Woche besser passen würde oder dass er lieber ein anderes Stück sehen würde. |
| Therapeut: | Das sind mehrere Möglichkeiten. Könnten Sie sich vorstellen, ihn zu fragen, um herauszufinden, was eher zutrifft? |
| Patientin: | Ja, aber ich glaube, dass ich mich vor seiner Antwort fürchte. Dann wüsste ich noch genauer, dass er daran kein Interesse mehr hat. |
| Therapeut: | Nur, wenn er die befürchtete Antwort gibt. Und dann könnte man weitergucken, wie er das sieht. Während Sie ohne Ausprobieren gefühlsmäßig so reagieren, als habe er an Ihnen kein Interesse, gäbe es beim Ausprobieren noch weitere Möglichkeiten. |
| Patientin: | Ich könnte es mal mit „Black Rider“ probieren. Da könnte ihm die Musik gefallen. |

***Anmerkung***. Hypothese und Beispiel entnommen aus de Jong-Meyer (2018), S. 507.

Wie Sie an diesem Beispiel sehen, geht es wie bei der Methode des vertiefenden Fragens darum, immer weiter in das Problem einzutauchen und am Ende einen konkreten Vorschlag zu machen, welchen Gedanken man in der Realität testen möchte. Da bei uns die Hintergrundhypothese aber wegfällt, weil Sie selbst Ihr eigener Therapeut sind, konzentrieren wir uns auf das Testen und Experimentieren mit der Hilfe eines Arbeitsblattes. Das heißt, dass Sie selbst Ihr Experiment planen, durchführen und protokollieren werden. Dafür steht Ihnen **Arbeitsblatt 11: Realitätstest und Verhaltensexperiment** zur Verfügung.

**Arbeitsblatt 11: Realitätstest und Verhaltensexperiment**

**Aufgabe**: Planen Sie die Durchführung eines Realitätstests und protokollieren Sie den Ausgang des Testens.

Der Ablauf sieht folgendermaßen aus: **1.) Welcher Gedanke soll überprüft werden?** Hier definieren Sie, auf welchen Gedanken sich das Testens beziehen soll. Beachten Sie dabei, dass Sie nur einen einzigen Gedanken bearbeiten und für die restlichen Gedanken ein separates Experiment planen. Schätzen Sie bei dem Gedanken die Gültigkeit auf einer Skala von null Prozent (= keine Gültigkeit) bis 100 Prozent (= volle Gültigkeit) ein.

Bei dieser Angabe geht es darum einzuschätzen, zu welchem Anteil Sie an den zu testenden Gedanken glauben. Durch die Einschätzung der Gültigkeit nach dem Testen kann so abgeglichen werden, ob das Verhaltensexperiment erfolgreich war.

**2.) Das möchte ich tun, um den Gedanken zu überprüfen.** In diesem Schritt planen Sie das Verhaltensexperiment. Schreiben Sie auf, welche einzelnen Schritte notwendig sind, zum Beispiel: Befragen der betreffenden Person oder Aufsuchen der gefürchteten Situation.

**3.) Das ist meine Vorhersage.** In diesem Schritt sagen Sie vorher, was passieren wird, wenn Sie den Gedanken testen. Hier ist dann Raum für Befürchtungen und Erwartungen, die Ihrer Meinung nach auftreten, wenn Sie dem Gedanken auf den Grund gehen.

**4.) Das möchte ich tun/Das möchte ich unterlassen.** Hier schreiben Sie auf, welches Verhalten Sie zeigen und welches Verhalten Sie unterlassen werden. Dazu kann zählen, nicht die Situation zu verlassen, ruhig zu bleiben oder positive Selbstinstruktionen anzuwenden. Wenn Sie die Schritte eins bis vier vorbereitet haben, ist es an der Zeit, das Verhaltensexperiment zu starten. Zeigen Sie das im Schritt vier aufgeschriebene Verhalten und versuchen Sie, auf die Reaktionen der anderen zu achten. Machen Sie sich am besten sofort eine Notiz, sei es auf dem Arbeitsblatt oder erst einmal auf einem Schmierblatt.

Für diese Notizen ist Platz im fünften Schritt: **Diese Dinge habe ich beobachtet.** Wenn Sie das Experiment abgeschlossen haben, dann schreiben Sie die Ergebnisse in Schritt **6.) Ergebnis des Testens** auf. Hier gehört auch die Bewertung her, wie Sie sich selbst im Umgang mit der Situation einschätzen.

**7.) Haben sich die Vorhersagen bestätigt?** Im letzten Schritt setzen Sie Ihre vorher aufgestellten Erwartungen mit den Ereignissen in Bezug. Sollten Schwierigkeiten aufgetreten sein, suchen Sie (rationale!) Erklärungen dafür. Wenn Sie sich bereit fühlen, dann können Sie auch schon funktionalere Überzeugungen und Gedanken formulieren.

Auf jeden Fall sollten Sie die Gültigkeit des Gedankens nach dem Testen einschätzen, um abzuwägen, ob das Experiment erfolgreich war oder nicht. Bei einem erfolgreichen Experiment und Fakten, die die dysfunktionalen Gedanken widerlegen, sollte sich die eingeschätzte Prozentzahl verringert haben (Branch & Willson, 2013; Zwick & Hautzinger, 2017).

Alternativ zu dem Aufsuchen der Situation gibt es auch die Möglichkeit, mit bestimmten Fragen zu überprüfen, ob die Gedanken angemessen oder unangemessen sind. Im therapeutischen Rahmen nutzt man dafür den sokratischen Dialog. Dieser geht, wie der Name schon andeutet, auf den griechischen Philosophen Sokrates zurück. Beim sokratischen Dialog handelt es sich um eine Fragetechnik, bei der Annahmen, Gedanken und Überzeugungen sowie deren Wirksamkeit hinterfragt werden.

So soll die Person mit dysfunktionalen Gedanken selbst darauf kommen, dass der Gedanke unrealistisch ist (Pfannschmidt, 2019). Da Sie selbst die Therapeutenrolle übernehmen, führen Sie das Gespräch mit sich selbst. Denken Sie daran: „Menschen, die Selbstgespräche führen, sind nicht verrückt, sondern Genies" (Wolf, 2017). Folgende Fragen helfen Ihnen beim Infragestellen dysfunktionaler Gedanken:

- Welche Beweise gibt es dafür, dass der Gedanke wahr wird?
- Welche Anhaltspunkte sprechen für den Gedanken?
- Wie denken Sie über diese Art von Situation, wenn Sie in einer anderen Gefühlslage sind? Zum Beispiel, wenn es Ihnen gut geht, Sie entspannt sind etc.
- Gingen Ihnen in der Vergangenheit bei ähnlichen Situationen und Gefühlen andere Gedanken durch den Kopf, die rückblickend angemessen waren?
- Erinnern Sie sich an Erfahrungen, die zeigten, dass dieser Gedanke nicht immer zutraf?
- Übernehmen Sie in der Bewertung der Situation für Dinge Verantwortung, auf die Sie gar keinen Einfluss haben?
- Gibt es alternative Erklärungen für die Situation? Wenn ja, welche?
- Welchen Effekt könnte es haben, sein Denken zu verändern?
- Was ist das Schlimmste, das passieren könnte?
- Könnte ich das überleben?
- Was ist das Beste, das passieren könnte?
- Was ist das realistischste Ergebnis?
- Was würde ich einem guten Freund raten, der diesen Gedanken hat?

(Beck, 2013; de Jong-Meyer, 2018 im Original von Greenberg & Padesky, 1992)

Die Kombination aus den Fragen und dem Realitätstest bringt Sie dazu, neue Erfahrungen und Eindrücke in kritischen Situationen zu sammeln, die die Basis für funktionalere Kognitionen bilden werden. Bis sich diese funktionaleren Gedanken festigen, braucht es aber Zeit (de Jong-Meyer, 2018). Also bleiben Sie entspannt, wenn das nicht gleich funktioniert.

**Entkatastrophisierung**

Diese Technik ist, wie der Name schon vermuten lässt, das Gegenteil zum Katastrophisieren. Dabei besteht die Annahme, dass eine Situation ein katastrophales oder unglückliches Ende nehmen wird (Branch & Willson, 2013; Pfannschmidt, 2019). Das Ziel der Entkatastrophisierung ist es, sich mit dem befürchteten Ausgang einer Situation auseinanderzusetzen. Zum Beispiel: „Ich werde das nie schaffen", „Ich bekomme einen Herzinfarkt", „Ich werde dabei sterben".

Oftmals ist es nämlich so, dass man nur diese schlimme Vorhersage hat und sich nicht mit dem weiteren Verlauf auseinandersetzt. Seien Sie einmal ganz ehrlich mit sich selbst: Sie beschäftigen sich nicht mit dem weiteren Verlauf oder dem Ausgang des Ereignisses, oder?

Sie nehmen nur an, dass es schlimm werden wird, konzentrieren sich nur auf die Katastrophe oder das Unglück und sehen voraus, dass dieser Zustand bis in alle Ewigkeit so bleiben wird (Hautzinger, 2015). Durch diese extreme Ausdruckweise möchte ich Sie dahinbekommen, die Fehler in Ihrem Denken zu erkennen. Weitere Fragen können Ihnen dabei helfen, Ihre katastrophisierenden Gedanken zu hinterfragen:

- Was wäre, wenn...?
- Was passiert, nachdem...?

(Hautzinger, 2015)

Bei der Frage, „Was wäre, wenn...?", geht es darum, sich die Katastrophe ins Gedächtnis zu rufen, zum Beispiel, „Was wäre, wenn ich in Ohnmacht fallen würde?". Die Frage, „Was passiert, nachdem...?", soll Sie dazu bringen, sich mit den Folgen der befürchteten Katastrophe auseinanderzusetzen, zum Beispiel, „Was passiert, nachdem ich in Ohnmacht gefallen bin?" (Hautzinger, 2015).

Denken Sie darüber nach, ob Sie genügend Fakten und Informationen haben, die bestätigen, dass das Befürchtete eintritt (Branch & Willson, 2013). Schauen Sie am besten in Ihrer Übersicht der automatischen Gedanken nach, ob Sie dort katastrophisierende Gedanken finden können. Machen Sie sich für jeden dieser Gedanken eine Liste, in der Sie aufschreiben, welche Punkte gegen die Annahme sprechen.

Durch das Beantworten der Fragen und das Auflisten sollen Sie erkennen, dass die befürchtete Katastrophe zeitlich begrenzt ist. Es geht nicht darum, Ihnen hier beizubringen, dass die angenommenen Situationen nicht eintreten, sondern vielmehr darum, dass Sie verstehen, dass es keine Katastrophe ist, die bis ins Unendliche anhält. Wertvolle Tipps für den Umgang mit den anderen Denkfehlern finden Sie im weiteren Verlauf dieses Kapitels.

**Reattribuieren**

Um Ihnen das Reattribuieren näher zu bringen, fangen wir am besten damit an, das Wort auseinanderzunehmen. Synonyme für das Attribuieren sind Zuschreiben, Attestieren, Beilegen und Beimessen (Dudenredaktion, o. J.). Einfach gesagt schreiben Sie einem Gegenstand, einer Person oder einem Ereignis irgendeine Bedeutung zu.

Den dysfunktionalen Gedanken schreiben Sie zum Beispiel Katastrophen oder Unglücke zu. Der Vorsatz „Re-" vor dem Reattribuieren steht dafür, dass Sie den Gegenständen, Personen oder Ereignissen nun eine andere Bedeutung zuordnen. Besonders wirksam ist das Reattribuieren bei Zuschreibungen, bei denen Sie sich selbst die Schuld zuschieben (Pfannschmidt, 2019), zum Beispiel, wenn man sich selbst die Schuld dafür gibt, dass eine Person einen Autounfall hatte, dass eine Person ihren Job verloren hat oder dass man selbst der Auslöser für eine internationale Krise ist. Was Sie unbedingt erreichen wollen, ist Objektivität (Hautzinger, 2015).

Der einseitige Blick auf das Ereignis muss dringend verschwinden und eine alternative Betrachtung soll entwickelt werden. Vor einer Reattribuierung ist die Durchführung eines Realitätstests ratsam, da nur so getestet werden kann, ob entsprechende Annahmen oder Voraussagen auch tatsächlich eintreten.

Damit ist gemeint, dass Sie die Verhaltensweisen oder Tätigkeiten ausführen, die Ihrer Meinung nach dazu geführt haben, dass jemand anderem etwas Schlimmes passiert ist. Das kann anfänglich etwas schwierig sein, da Sie ja fest davon überzeugt sind, dass Sie für etwas verantwortlich sind, und dementsprechend Angst haben, dass das eintreten wird, wenn Sie diese und jene Tätigkeit ausführen. Alternativ können Sie auch die Fragen aus dem sokratischen Dialog heranziehen und eine Liste mit möglichen Erklärungen für das Geschehene aufstellen.

Beim Beobachten und Testen soll Ihnen bewusst werden, dass Sie die Situation nur sehr einseitig betrachten (Hautzinger, 2015). Gehen Sie auch hier wieder Schritt für

Schritt vor und konzentrieren Sie sich immer nur auf die Bearbeitung eines Gedankens.

**Gedankenstopp**

Bevor wir dazu übergehen, funktionalere Gedanken zu erarbeiten, möchte ich Ihnen noch kurz die Technik des Gedankenstopps näherbringen. Dadurch, dass Sie sich über einen längeren Zeitraum mit Ihren Gedanken beschäftigen werden, kann es sein, dass es Ihnen schwerfällt, einmal abzuschalten. Besonders in Situationen, in denen man die negativen Gedanken gerade nicht braucht, treten sie doch manchmal überraschend auf.

Ich denke da an solche Situationen wie kurz vor dem Einschlafen, beim Anstehen an der Kasse, beim Sitzen in Bahn, Bus und Zug, im Wartezimmer beim Arzt und so weiter. Ihnen ist das sicherlich auch schon einmal vorgekommen und Sie haben dann festgestellt, dass es gar nicht einmal so leicht ist, die aufkommenden Gedanken zu stoppen. Um dies zu erleichtern, gibt es die Technik des Gedankenstopps. Ursprünglich wurde die Technik so konzipiert, dass man laut „STOPP" rufen muss, wenn man sich in einem Gedankenstrom befindet.

Da es in einer vollen Bahn oder im ruhigen Wartezimmer sicherlich nicht so gut kommt, wenn Sie dort laut herumschreien, gibt es ein paar abgeschwächte Varianten. Der Gedankenstopp funktioniert auch gut, wenn Sie den Ausruf mental, also im Kopf, ausführen. Andererseits können Sie auch einen Zettel nehmen und das Wort „Stopp" groß aufschreiben. In unserem digitalen und modernen Zeitalter gibt es aber viele Personen, die gerade keinen Zettel zur Hand haben, deswegen können Sie auch die Notizen-App in Ihrem Smartphone öffnen und dort das Wort aufschreiben.

Alternativ können Sie noch die Komponente der sozialen Unterstützung hinzuziehen, indem Sie anstatt des Aufschreibens in der Notizen-App eine Nachricht mit dem Wort an eine nahestehende Person senden.

Das sollten Sie aber nur tun, wenn das vorher auch abgesprochen ist, um Verwirrungen zu vermeiden. Durch die erhaltene Nachricht weiß die Person, dass Sie sich gerade in einem Gedankenstrom befinden. So ist später zusätzlich ein Gespräch mit betreffender Person möglich, um über die aufgekommenen Gedanken zu sprechen. Selbstverständlich ist es Ihnen auch erlaubt, anstatt der „ruhigen" Alternativen laut „Stopp" zu rufen. Am besten machen Sie das in Situationen, in denen Sie allein sind, oder wenn Sie generell keine großen Hemmungen unter Leuten haben.

Durch den Ausruf wird das Grübeln unterbrochen, beginnt aber wieder von Neuem, wenn Sie nichts anderes dagegen unternehmen. Deshalb ist es wichtig, dass Sie nach dem Stopp-Wort Ihre Aktivität verändern (Tyron, 2015). Einfach einmal aufstehen und kurz umherlaufen, lässt sich nicht immer umsetzen, wäre aber eine Möglichkeit des

Aktivitätenwechsels.

Andere Ideen sind Entspannungsübungen, Meditation oder kontrolliertes Atmen. Falls Sie in diesen Bereichen Inspiration brauchen, schauen Sie gerne in die Tipps zur Achtsamkeitssteigerung weiter hinten im Buch.

Abschließend möchte ich noch ein paar allgemeine Worte zum Infragestellen der dysfunktionalen Kognitionen an Sie richten. Am allerwichtigsten ist es, dass Sie für Ihre Gedanken, Annahmen und Überzeugungen Informationen sammeln, die die Dysfunktionalität, Unwahrheit und Verzerrung belegen.

Nur, wenn Sie verstanden haben, dass die Gedanken verzerrt sind, können Sie funktionalere Gedanken und Grundüberzeugungen entwickeln. Dabei ist auch die Größe des Unterschieds zwischen der ursprünglichen Annahme und den tatsächlich beobachteten Gegebenheiten entscheidend. Je größer der Unterschied, desto wahrscheinlicher können die Gedanken, Annahmen und Überzeugungen verändert werden (Hautzinger, 2015).

## ERARBEITUNG NEUER FUNKTIONALERER GEDANKEN

Es ist gut und schön, dass Sie nun durch die Anwendung der oben aufgeführten Techniken wissen, dass Ihre automatischen Gedanken dysfunktional, unrealistisch und unangemessen sind. Durch das Führen von Listen, die Realitätstests und das Hinterfragen haben Sie auch schon Argumente gesammelt, die gegen diese Gedanken sprechen. Wie formuliert man nun aber seine dysfunktionalen Gedanken in funktionalere Gedanken um? Diese Frage werden wir jetzt klären.

Vorneweg ist es aber noch wichtig, zu sagen, dass es bei der Erarbeitung funktionalerer Gedanken und Überzeugungen nicht darum geht, das Negative ins Positive umzuwandeln. Sich Dinge einfach nur schön zu reden, wird auf lange Sicht nicht funktionieren. Es ist viel wichtiger, dass Sie sich bei der Formulierung der realistischeren Gedanken an den Beobachtungen und Auflistungen orientieren.

Ausgangsfrage ist dabei immer: Welcher Gedanke wäre für die Situation passender gewesen? Durch das Experimentieren und Testen können Sie sich sicher sein, dass die neuen funktionaleren Gedanken eher der Realität entsprechen, weil diese eben schon getestet wurden und genügend Belege dafür haben, welcher Gedanke in entsprechender Situation besser passen würde (Pfannschmidt, 2019). Nun steigen wir in die verschiedenen Vorgehensweisen bei der Erstellung von realistischeren Gedanken ein.

### Rationalere Alternativen finden

Das Finden von rationaleren Alternativen ist eine Technik, die man zu Beginn auch ohne eine richtige Struktur durchführen kann. Damit ist gemeint, dass Sie noch nicht unbedingt funktionalere Gedanken entwickeln, sondern erst einmal alle möglichen Erklärungen für eine bestimmte Situation oder ein bestimmtes Ereignis finden sollen (Hautzinger, 2015).

Die Betonung liegt hier wieder auf „eine" beziehungsweise „ein", da auch hier ein schrittweises Vorgehen von Vorteil ist. Hierfür steht natürlich wieder ein Arbeitsblatt für Sie zur Verfügung. Alternativ zu dem Arbeitsblatt können Sie diese Brainstorming-Aufgabe auch auf einem Blatt oder in Ihrem Notizbuch festhalten.

| **Arbeitsblatt 12: Rationalere Alternativen finden** |
|---|
| **Aufgabe 1**: Definieren Sie eine Situation und die ursprüngliche(n) Erwartung(en), die Sie an diese Situation haben. Sammeln Sie für die festgelegte Situation rationalere Alternativen, die anstatt der Erwartung(en) eintreffen können. |
| **Aufgabe 2**: Schauen Sie sich die aufgeschriebenen Alternativen noch einmal an und schätzen Sie ein, inwiefern die Alternativen gültig sind. Dafür steht Ihnen eine Skala von 0 (= keine Gültigkeit) bis 10 (= hohe Gültigkeit) zur Verfügung. |

Für ein fiktives Beispiel könnte Aufgabe eins so aussehen:

| **Situation:** |
|---|
| Mein bester Freund hat sich seit zwei Wochen nicht gemeldet. Das liegt bestimmt daran, dass ich nicht auf seiner Geburtstagsparty war. |
| **Was sind rationalere Alternativen?** |
| • Er hat gerade keine Zeit, weil er Stress auf der Arbeit hat.<br>• Er meldet sich nicht, weil er lieber etwas mit anderen macht.<br>• Vielleicht ist sein Telefon kaputt.<br>• Vielleicht hat er versucht, mich zu erreichen, aber mein Telefon ist kaputt. |

***Anmerkung***. Hinter dieser Situation steht der dysfunktionale Gedanke „Ich bin nicht gut genug".

In der nächsten Aufgabe sollen dann die gesammelten Erklärungen eingestuft werden. Das könnte in unserem Beispiel so aussehen:

| Alternative | 0 | 1 | 2 | 3 | 4 | 5 | 6 | 7 | 8 | 9 | 10 |
|---|---|---|---|---|---|---|---|---|---|---|---|
| Er hat gerade keine Zeit, weil er Stress auf der Arbeit hat. | | | | | | | | | X | | |
| Er meldet sich nicht, weil er lieber etwas mit anderen macht. | | | | X | | | | | | | |
| Vielleicht ist sein Telefon kaputt. | | | | | X | | | | | | |
| Vielleicht hat er versucht, mich zu erreichen, aber mein Telefon ist kaputt. | | X | | | | | | | | | |

Wie Sie sehen, ist durch das Suchen und Finden von Alternativen nicht ausgeschlossen, dass sich auch noch extreme Annahmen daruntermischen (z. B. Er meldet sich nicht, weil er lieber etwas mit anderen macht). Deshalb ist es wichtig, die Alternativen wieder einem Realitätstest zu unterziehen (Hautzinger, 2015).

Fragen Sie sich, welche Informationen Sie brauchen, um die ausgewählte Alternative eindeutig zu bestätigen oder zu widerlegen. In dem Beispiel wäre die einfachste Möglichkeit, den Kontakt zum Freund aufzusuchen und nachzufragen, warum er sich nicht gemeldet hat. Durch das Widerlegen der ursprünglichen Annahmen, kann dann auch der dahinterstehende Gedanke „Ich bin nicht gut genug“ für diese Situation verändert werden. Wie das funktioniert, erfahren Sie jetzt.

### Gedanken und Überzeugungen verändern

Jeder Mensch hat unterschiedliche Gedanken und Überzeugungen. Es wäre ja auch schlimm, wenn wir alle dasselbe denken würden. Aufbauend auf dieser Tatsache ist es natürlich schwierig, für jeden einzelnen Fall zu sagen, wie sich die Gedanken und Überzeugungen verändern lassen.

Ich habe Ihnen einen großen Werkzeugkoffer an die Hand gegeben und nun ist es an Ihnen, diese einzelnen Werkzeuge herauszunehmen und zu benutzen. Durch die Kombination aus Realitätstests/Verhaltensexperimenten und den Methoden der Umformung, wie dem Reattribuieren und Entkatastrophisieren, können Sie herausfinden, welcher Gedanke in der jeweiligen Situation besser passen würde.

Um sich dem Wandel von „alt“ nach „neu“ bewusst zu werden, ist es wichtig, sich einmal einen Überblick darüber zu verschaffen, welches die alten Bedeutungen sind und wie die neuen Bedeutungen jetzt aussehen. Sie haben den Ereignissen schließlich für lange Zeit eine bestimmte Bedeutung beigemessen (Branch & Willson, 2013).

Erinnern Sie sich daran, dass Sie dazu auch ein Arbeitsblatt ausgefüllt haben. Im Laufe der Umstrukturierung haben Sie diese Bedeutungen sicherlich überdacht und sie haben sich verändert. Um diese Veränderungen zu überblicken, eignet sich eine Tabelle, die Sie selbstverständlich wieder in Form eines Arbeitsblattes finden.

**Arbeitsblatt 14: Bedeutungen von Ereignissen - Alt vs. Neu**

**Aufgabe**: Schauen Sie sich noch einmal die Ereignisse von Arbeitsblatt 7 und deren zugeordnete Bedeutungen an. Denken Sie nun darüber nach, welche neuen Bedeutungen diese Ereignisse im Laufe der Zeit bekommen haben, und notieren Sie diese in der Tabelle.

Schreiben Sie bei den Ereignissen auf, was passiert ist. Natürlich können Sie die Ereignisse sowie die dazugehörigen Bedeutungen auch von Arbeitsblatt 7 abschreiben. Die alten Bedeutungen stellen Ihre Grundüberzeugungen dar, die den automatischen Gedanken übergeordnet sind. Bei der neuen Bedeutung notieren Sie eine realistischere Sichtweise auf die Situation beziehungsweise auf das Ereignis.

Das ist dann die Überzeugung, die eingeübt und trainiert werden muss, damit Sie zu einer Gewohnheit wird.

Erinnern Sie sich nochmals an das Fallbeispiel von Anna. Wir haben Annas ausgefülltes Arbeitsblatt 7 weiter vorne im Buch angeschaut. Ihre Tabelle könnte zum Beispiel so aussehen:

| **Ereignis** | **Alte Bedeutung** | **Neue Bedeutung** |
|---|---|---|
| Der Nachbarin schlecht gelaunt<br><br>ihr Paket von der Post<br><br>abgegeben. | Ich wünschte, ich hätte nicht so reagiert, als meine Nachbarin bei mir geklingelt hat, um ihr Paket abzuholen. Sie denkt jetzt<br><br>bestimmt, ich habe etwas gegen sie. Sie hält mich jetzt bestimmt für eine schlechte Nachbarin und | Ich wünschte, ich hätte nicht so reagiert, als meine Nachbarin das Paket bei mit abgeholt hat. Heute weiß ich, dass jeder einmal schlechte Laune haben kann und ich mich auch später noch bei betreffenden Leuten entschuldigen |

| | | |
|---|---|---|
| | schwärzt mich bei der Wohnungsgesellschaft an. | kann. Schlechte Laune macht mich nicht zu einem schlechteren Menschen. |

Anna hat im Laufe der Umstrukturierung erkannt, dass Ihre schlechte Laune sie nicht zu einem schlechten Menschen macht. Sie hat zwar immer noch ein schlechtes Gewissen, welches aber aufgrund Ihrer realistischen Einschätzung nun ein gesundes negatives Gefühl ist. Die dahinerstehenden Überzeugungen und Gedanken haben sie dazu gebracht, dass Ihre alte Bedeutung so negativ war.

Wenn Sie dann damit beginnen, die neuen Gedanken und Grundüberzeugungen immer mehr in Ihren Alltag zu integrieren, dann kann ich Ihnen jetzt schon sagen, dass das anfangs nicht so leicht werden wird. Aber: Das ist ganz normal. Jede Umgewöhnung braucht Zeit und von alten Gewohnheiten abzuweichen ist nicht so leicht.

Erinnern Sie sich noch einmal an das Gedankenexperiment, in dem es darum ging, ein großes Weizenfeld zu überqueren. Anfangs haben Sie den freigeräumten Weg genutzt. Nun müssen Sie den vertrauten Weg verlassen und sich einen neuen Weg mit den gesunden Gedanken und Überzeugungen bahnen.

Und wenn Sie auf dem neuen Weg im Weizenfeld unterwegs sind, dann wird sich das anfangs nicht besonders angenehm und falsch anfühlen. Deshalb ist es wichtig, kontinuierlich zu üben und sich anfangs bewusst dazu zu zwingen, die Gedanken und Überzeugungen umzusetzen (Branch & Willson, 2013). Wie Sie diese einüben können und wie sich durch das Einüben noch weitere Möglichkeiten für die Umstrukturierung ergeben können, erfahren Sie im nächsten Kapitel:

**ABC-Modell**

Bei der Erklärung der Vorgehensweise des ABC-Modells habe ich Ihnen schon angekündigt, dass die Tabelle sich auch dafür eignet, rationalere Gedanken aufzuschreiben. Das dazu passende Arbeitsblatt trägt die Bezeichnung **Arbeitsblatt A/2: Mein ABCDE-Modell**. Im Unterschied zum ursprünglich aufgestellten ABC-Modell kommen im ABCDE-Modell, wie man unschwer erkennen kann, die Buchstaben D und E dazu. Diese wurden von Albert Ellis, dem Begründer der Rational-Emotiven Therapie und damit des ABC-Modells, später als therapeutische Intervention hinzugefügt (Pfannschmidt, 2019). Der Buchstabe D steht für die Diskussion. Hier ist Platz für das Infragestellen der dysfunktionalen Gedanken aus Spalte B (Bewertung/Bedeutung).

Zur Infragestellung dienen alle Techniken, die ich Ihnen im Verlauf dieses Kapitels schon vorgestellt habe. Der Buchstabe E steht für das Ergebnis. Dort ist Platz für neue Gedanken, Gefühle und Verhaltensweisen. Um einen Vergleich zwischen Ihren Gefühlen vor und nach der Umstrukturierung zu ziehen, können Sie gerne auf **Arbeitsblatt 13** Ihre neuen Gefühle aufschreiben und deren Intensität bewerten.

**Arbeitsblatt 13: Meine „neuen" Gefühle**

**Aufgabe**: Schreiben Sie Ihre „neuen" Gefühle in die leeren Felder und stufen Sie diese auf einer Skala von 0 (= nicht intensiv) bis 10 (= extrem intensiv) ein.

Wie Sie sehen, hat das Arbeitsblatt die gleiche Struktur wie Aufgabe zwei von Arbeitsblatt fünf. Durch das Aufschreiben der „neuen" Gefühle und dem Abgleich mit den „alten" Gefühlen können Sie schon einmal Ihre Fortschritte einsehen. Haben sich die negativen Gefühle in positivere umgewandelt? Oder bestehen immer noch negative Gefühle, aber Sie können die auslösende Situation gesund einschätzen?

Wenn ja, dann ist das schon einmal sehr gut. Wenn nicht, dann müssen Sie noch etwas weiter üben, bis Sie an diesem Punkt ankommen. Bedenken Sie aber immer, dass jeder in seinem eigenen Tempo arbeitet und der Vergleich mit anderen Personen Sie nur aus dem Konzept bringt. Bleiben Sie deshalb auf sich selbst fokussiert und lassen Sie sich nicht von anderen unter Druck setzen.

**Gedankentagebuch**

Auch im Gedankentagebuch ist Platz, um die ursprünglichen Gedanken in rationalere umzuformen. Das entsprechende Gedankentagebuch finden Sie auf **Arbeitsblatt B/4**. Hier fokussieren wir uns besonders auf die Spalten fünf (rationalere Gedanken) und sechs (Ergebnis).

In der Spalte fünf schreiben Sie die Gedanken hinein, die besser in die Situation passen würden. In die sechste Spalte gehört das Ergebnis der Umstrukturierung. Wie fühlt man sich nach dem Realitätstest, der gezeigt hat, dass der neue Gedanke viel besser auf die Situation zutrifft als der dysfunktionale? Wie sieht die Stimmung jetzt aus? Welche neuen Gefühle sind entstanden? Wenn Sie mit dem Gedankentagebuch gearbeitet haben, können Sie trotzdem das **Arbeitsblatt 13: Meine „neuen" Gefühle** ausfüllen.

Ein fertig ausgefülltes Gedankentagebuch kann zum Beispiel so aussehen:

| **Gefühl** | **Situation** | **Automatische Gedanken** | **Realistischere Gedanken** | **Ergebnis** |
|---|---|---|---|---|
| Erschöpft, depressiv, mies (9) | Sonntag, schon 11 Uhr und noch immer im Bett. Kraftlos | Habe keine Lust, was zu tun. Habe nicht die Kraft. Nichts macht mir Freude. Alle anderen sind längst auf und vergnügen sich. Ich schaffe das nie. Ich bin ein Versager! | Das kommt daher, weil ich nichts tue. Natürlich habe ich noch Kraft, ich bin doch nicht behindert. Nur das Nichtstun macht mich depressiv. Ich bin kein Versager, nur weil ich durchhänge und krank bin. Nur der Anfang ist schwer. Los jetzt! | Verspüre Erleichterung. Stand auf und duschte mich. Mieses Gefühl nur noch bei 3-4. |

***Anmerkung***. Manchmal wird der Verhaltensaspekt nicht als eine extra Spalte miterfasst. Das Beispiel stammt von Hautzinger (2015), S. 210.

## TIPPS FÜR DIE VERSCHIEDENEN DENKFEHLER

Im vorhergehenden Kapitel haben wir unter anderem besprochen, welche Denkfehler es gibt und wie man diese bei sich erkennen kann. Jetzt ist es an der Zeit, die Ausführungen zu den Denkfehlern abzurunden und auch endlich den Umgang mit den Denkfehlern zu thematisieren. In der folgenden Übersicht finden Sie wertvolle Tipps, die Ihnen Denkanstöße in die Richtung geben, wie Sie funktionalere Gedanken daraus entwickeln können.

**Alles-oder-Nichts-Denken.** Achten Sie auf eine realistische Sichtweise. Denn: Es gibt nicht nur schwarz und weiß, sondern auch grau. Oder denken Sie beispielsweise einmal an eine Küchenwaage, die Ihnen nicht nur anzeigt, ob das abgewogene Mehl schwer oder leicht ist, sondern auch eine genaue Grammangabe ausgibt. Eine Alternative zum Alles-oder-Nichts-Denken ist das Sowohl-als-auch-Denken. Während Alles-oder-

Nichts impliziert, dass man nur ALLES oder NICHTS haben kann, fragt sich das Sowohl-als-auch-Denken, warum man nicht beides haben kann. Harald Wallach, Professor an der Medizinischen Universität Poznań, sagt, dass das Alles-oder-Nichts-Denken ein „Denken in sich gegenseitig ausschließenden Kategorien ist" und damit ein „Grundprinzip der Logik" (Walach, 2014). Da das menschliche Denken aber nicht auf solche logischen Strukturen reduziert werden kann, trifft für uns eher das Sowohl-als-auch-Denken zu. Das gilt für ganz einfache Dinge, wie zum Beispiel: Sie müssen nicht Urlaub am Strand oder in den Bergen machen, beides lässt sich auch miteinander vereinbaren.

**Emotionale Beweisführung**. Es gibt vielleicht ein paar Menschen, die so etwas wie einen siebten Sinn haben. Doch wie sicher können wir uns bei der Intuition sein? Nicht so sicher, wenn wir nicht alle Fakten dazu kennen. Ein Gefühl, zum Beispiel die Unruhe, kann bedeuten, dass wir uns in einer Situation befinden, die uns Angst macht. Andererseits können wir aber auch unruhig sein, wenn wir zu viel überschüssige Energie haben, die wir irgendwie entladen müssen.

Denken Sie immer daran: Unsere Gedanken beeinflussen unsere Gefühle. Was denken Sie in der Situation, in der Sie das betreffende Gefühl erleben? Könnte das vielleicht ein dysfunktionaler Gedanke sein? Gibt es andere Erklärungen, die zutreffen können? Vertrauen Sie nicht zu sehr auf Ihr Gefühl, wenn Sie nicht sicher sind, dass da kein unrealistischer Gedanke dahintersteckt.

**Gedankenlesen**. Können wir wirklich genau wissen, was andere Menschen denken? Wahrscheinlich nicht, außer Sie heißen Dr. Jean Grey oder Professor X und haben in der bekannten Superheldenreihe „X-Men" mitgespielt. In Wirklichkeit projizieren wir nur unsere Befürchtungen in unser Gegenüber hinein. Deswegen müssen hier alternative Erklärungen für die Verhaltensweisen der anderen gesammelt werden. Wenn zum Beispiel jemand im Gespräch mit Ihnen gähnt, dann muss das nicht heißen, dass die Person gelangweilt ist, sondern sie kann einfach nur müde sein. Testen Sie die Alternativerklärungen auch wieder in der Realität.

**Generalisierung**. Hierfür haben Sie bei der Erklärung der Bedeutung des Denkfehlers schon einen Hinweis darauf bekommen, was Sie vermeiden müssen: Universelle Hypothesen. Sie können unmöglich alle Menschen dieser Welt befragen, ob diese Sie für dumm, unfähig, tollpatschig und so weiter halten. Nur, wenn Ihnen das möglich ist, können Sie Gedanken haben wie, „Alle halten mich für unfähig."

Was Ihnen auch helfen kann, ist die Frage, wie viele andere Menschen auf dieser Welt wohl gerade von so einem Gedanken geplagt werden. Laut dem Weltbevölkerungszähler leben aktuell ungefähr 7.85 Milliarden Menschen auf dieser Welt (Stand: Februar 2021; Deutsche Stiftung Weltbevölkerung, 2021). Bei dieser großen Anzahl wird es sicherlich noch andere geben, denen es genauso geht, wie Ihnen. Deshalb die Ermutigung: Sie sind nicht allein!

**Personalisieren.** Hierbei ist es wichtig, dass Sie lernen, sich nicht alles, was passiert, zu Herzen zu nehmen. Goni Boller, Mental- und Gesundheitscoach sagt, dass „es oft die Angst vor Zurückweisung oder die Suche nach Bestätigung [ist], welche uns dazu bringt, Dinge (zu) persönlich zu nehmen" (Boller, o. J.).

Dabei kann es helfen, die betreffende Situation einmal genau unter die Lupe zu nehmen. Sie sind wahrscheinlich schon leid, es zu hören, aber: Suchen Sie alternative Erklärungen für das, was passiert ist. Schließen Sie aber nicht immer darauf, dass die Schuld bei den anderen liegt. Eine gesunde Selbstreflexion kann helfen, um herauszufinden, ob man von einer anderen Person konstruktiv kritisiert wurde oder ob jemand einfach nur seine schlechte Laune ablassen wollte. In der Tabelle finden Sie einen Vergleich zwischen den Merkmalen konstruktiver und destruktiver Kritik. Unter destruktiver Kritik versteht man Aussagen, die den Empfänger attackieren, ihm schaden oder heruntermachen wollen. Die Botschaft soll den Empfänger im besten Fall verletzen (Mai, 2021).

| Konstruktive Kritik | Destruktive Kritik |
|---|---|
| • höflich und respektvoll | • vernichtend |
| • auf den Punkt gebracht | • verallgemeinernd |
| • reflektierend | • eindeutig wertend |
| • um die optimale Lösung bemüht | • nicht analysierend und reflektierend |
| | • schuldzuweisend |

***Anmerkung***. Merkmale entnommen von Fichtel, J. (o. J.).

**Schubladendenken**. Wer möchte schon gerne in eine Schublade gesteckt werden? Wahrscheinlich niemand. Denn die meisten Menschen sind nicht nur der Streber, der Vater oder der Lustige. Hinter den meisten Menschen steckt sehr viel mehr. Auch wir wollen uns nicht mit unseren negativen Eigenschaften in eine Schublade stecken lassen. Auch wenn Sie vielleicht annehmen, dass sich manche Eigenschaften nicht verändern lassen, liegen Sie da (leider) falsch.

Die Forscher Peterson und Seligman (2004) aus dem Forschungsbereich der positiven Psychologie stellten fest, dass der Charakter veränderbar ist. Wir müssen also nicht immer der Zuspätkommer oder der Langschläfer sein. Feste und gut aufgestellte Ziele sind eine wichtige Grundlage im Prozess der Veränderung. Sie müssen wissen, wer Sie sein wollen, damit Sie etwas ändern können. Fangen Sie mit kleinen Schritten an und arbeiten Sie sich dann immer weiter voran. Wie Sie optimale Ziele aufstellen, haben Sie im Abschnitt „Wie stellt man optimale Ziele auf?“ gelernt.

**Selektive Wahrnehmung**. Es lässt sich nicht vollkommen vermeiden, die Dinge in der Umwelt selektiv wahrzunehmen, denn schließlich hat diese Form der Verzerrung auch einen filternden Charakter. Allerdings ist es wichtig, immer alle Sichtweisen einer Situation zu betrachten. Es muss ein Perspektivenwechsel her. Die Grundvoraussetzungen sind Offenheit und Unvoreingenommenheit (Warkentin, 2020). Sie können einmal versuchen, Ihre Perspektivenübernahme im sogenannten „Heinz-Dilemma“ auf die Probe zu stellen:

„Eine Frau, die an einer besonderen Krebsart erkrankt war, lag im Sterben. Es gab eine Medizin, von der die Ärzte glaubten, sie könne die Frau retten. Es handelte sich um eine besondere Form von Radium, die ein Apotheker in der gleichen Stadt erst kürzlich entdeckt hatte. Die Herstellung war teuer, doch der Apotheker verlangte zehnmal mehr dafür, als ihn die Produktion gekostet hatte. Er hatte 2000 Dollar für das Radium bezahlt und verlangte 20000 Dollar für eine kleine Dosis des Medikaments. Heinz, der Ehemann der kranken Frau, suchte alle seine Bekannten auf, um sich das Geld auszuleihen, und er bemühte sich auch um eine Unterstützung durch die Behörden.

Doch er bekam nur 10000 Dollar zusammen, also die Hälfte des verlangten Preises. Er erzählte dem Apotheker, dass seine Frau im Sterben lag, und bat, ihm die Medizin billiger zu verkaufen bzw. ihn den Rest später bezahlen zu lassen. Doch der Apotheker sagte: ‚Nein, ich habe das Mittel entdeckt, und ich will damit viel Geld verdienen.‘ Heinz hat nun alle legalen Möglichkeiten erschöpft; er ist ganz verzweifelt und überlegt, ob er in die Apotheke einbrechen und das Medikament für seine Frau stehlen soll.“

***Anmerkung***. Entnommen aus Böhmig, H. E., Hoenecke, C., Deeg, H., Harbrucker, F., Schaff, M., & Sylvester, T. (2006). *„Moralentwicklung und Moralerziehung nach Lawrence Kohlberg" als Thema in der Lehrerausbildung, Skript*. Berliner Bildungsserver. https://docplayer.org/71560-Moralentwicklung-und-moralerziehung-nach-lawrence-kohlberg-als-thema-in-der-lehrerausbildung-ein-arbeitspapier.html. Im Original von Kohlberg (1996), S. 495.

Jetzt folgt die Frage: Soll Heinz das Medikament stehlen oder nicht? Machen Sie eine Liste mit Gründen, die dafür oder dagegen sprechen. Schauen Sie bitte nicht die Tabelle an, wenn Sie die Aufgabe noch nicht vollendet haben.

| Heinz sollte das Medikament stehlen, weil... | Heinz sollte das Medikament nicht stehlen, weil... |
|---|---|
| Das Medikament ist nur 200 Euro wert und nicht 2.000 Euro. Heinz hätte nichts anderes aus dem Labor gestohlen und hätte sogar für das Medikament bezahlt. | Heinz müsste ins Gefängnis und somit wäre er ein schlechter Mensch. |
| Heinz wäre glücklich, wenn er seine Frau retten könnte, selbst, wenn er dafür ins Gefängnis müsste. | Gefängnis ist ein doofer Ort und die Haftstrafe würde Heinz mehr belasten als der Tod seiner Frau. |
| Die Ehefrau erwartet von Heinz, dass er es stiehlt, und er möchte ein guter Ehemann sein. | Stehlen ist schlecht und Heinz ist kein Verbrecher. Er hat den legalen Weg vollständig ausgeschöpft – er trägt also keine Schuld. |
| Seine Frau würde davon profitieren, aber Heinz sollte trotzdem für seine Straftat büßen und ins Gefängnis gehen. Außerdem muss er dem Apotheker das Geld zurückzahlen. Verbrecher dürfen nicht einfach frei herumlaufen. | Stehlen ist gegen das Gesetz. |
| Leben steht immer über dem Gesetz. | Der Apotheker hat das Recht, für seine Arbeit entlohnt zu werden. |
| Ein Menschenleben hat mehr wert als das Eigentumsrecht einer anderen Person | Andere Personen könnten das Medikament genauso dringend benötigen und ihr Leben hat denselben Wert wie das der Frau |

***Anmerkung***. Quelle: Head & Soulers (o. J). *Moralentwicklung: Das Heinz Dilemma, Kohlberg und verschiedene Stufen der Moral.* http://www.head-and-soulers.com/motivation-emotion/moralentwicklung-lawrence-kohlberg-heinz-dilemmau-sechs-stufen-modell-loesung/

Eigentlich geht es hier um die Moralentwicklung, aber für uns soll es ausreichend sein, die verschiedenen Seiten des Problems zu betrachten. Achten Sie darauf, alle Sichtweisen einmal durchzuspielen, denn nur so können Sie sich gut in andere hineinversetzen.

**Tendenz ins Negative.** Um mit der Abwertung von Positivem umzugehen, muss man lernen, auch einmal Komplimente anzunehmen. Zuerst ist es wichtig, zu wissen, wie ehrlich gemeinte Komplimente formuliert sind. Ulrike Fuchs, Heilpraktikerin für Psychotherapie, definiert folgende Punkte:

| **Das macht gute Komplimente aus:** |
|---|
| • sind echt, ehrlich, aufrichtig, präzise, detailreich und konstruktiv |
| • erfolgen zeitnah |
| • sind situationsangepasst |
| • erfolgen zu einem passenden Zeitpunkt (der Empfänger muss mit seiner Aufmerksamkeit für das Lob bereit sein) |
| • sind persönlich und individuell |
| • enthalten keine Vergleiche |
| • enthalten keine Hintergrundgedanken und Manipulationen |
| • erfolgen ohne zusätzliche Bitten und Forderungen |
| • erfolgen ohne Übertreibungen und Schmeicheleien |
| • können verbal (in Worten) oder nonverbal (Lächeln, Kopfnicken) erfolgen |

***Anmerkung*.** Quelle: Fuchs (o. J.). *8 Gründe, warum Komplimente annehmen schwierig sein kann*. Praxis für inneres Erleben. https://www.muenchen-heilpraktiker-psychotherapie.de/blog-2/selbstbewusstsein/8-gruende-warum-komplimente-annehmen-schwierig-sein-kann.html

Um besser mit Komplimenten umgehen zu können, helfen Ihnen unter anderem positive Selbstinstruktionen, wie im Selbstinstruktionstraining von Meichenbaum. Versuchen Sie, aus Ihrem Kopf zu streichen, dass mit jedem Kompliment auch eine Gegenleistung erwartet wird. Ihr Gegenüber lobt Sie dafür, dass Sie etwas gut gemacht haben, also werden Sie sich über Ihre eigenen Stärken bewusst und stellen Sie diese ruhig zur Schau. Bald werden Sie merken, dass ein Lächeln und ein nett gemeintes „Dankeschön" als Reaktion auf Komplimente gar nicht so schwer ist.

**Übertreibung und Untertreibung.** Ich brauche Sie hier gar nicht mit einer großen Erklärung belasten, denn um die wahre Größe von Ereignissen herauszufinden, hilft nichts anders, als genügend Informationen darüber zu sammeln. Die Stichworte lauten: Realitätstest und Verhaltensexperiment.

**Überzogene Forderungen an sich selbst.** Als Erstes sollten die Wörter *müssen*, *sollen* und *nicht dürfen* umgewandelt werden in *bevorzugen, möchten* und *wollen* (Branch & Willson, 2013). Um vernünftigere Forderungen an sich zu stellen, richten Sie sich beim Aufstellen von Zielen an die SMART-Regel, setzen Sie lieber kleiner an und erhöhen Sie dann die Forderungen, wenn Sie die kleinen Teilschritte erfolgreich erreicht haben. Weiterhin ist es wichtig, zu wissen, wer man eigentlich ist, wo die eigenen Stärken und wo die eigenen Schwächen liegen.

Über die genannten Punkte sollten Sie sich in Ihrem aufgestellten Genesungsplan schon Gedanken gemacht haben. Falls Sie Ihre Stärken professionell testen lassen wollen, dann versuchen Sie sich einmal am *Values in Action Inventory of Strengths* (kurz: VIA-IS, Peterson & Seligman, 2004). Auf Deutsch spricht man vom VIA-Inventar der Stärken. Der Fragebogen besteht aus 240 Fragen beziehungsweise Aussagen, die mithilfe einer 5-stufigen Skala beantwortet werden sollen. In diesem Fragebogen besteht jede Skala (es gibt insgesamt 24 Stück) aus mehreren Fragen oder Aussagen, die sich auf jeweils eine Stärke beziehen. Diese Skalen können dann wiederum sechs übergeordneten Tugenden zugeordnet werden.

Mittlerweile gibt es auch schon eine neuere Fassung des Fragebogens von 2018. Diese Version besteht dann nur noch aus 120 Fragen oder Aussagen (VIA Institute On Character, 2018). In der folgenden Tabelle finden Sie eine Übersicht über die 24 Charakterstärken und die sechs übergeordneten Tugenden.

| Tugend | **1. Weisheit und Wissen** | **4. Gerechtigkeit** |
|---|---|---|
| Charakterstärken | • Kreativität<br>• Neugier<br>• Urteilsvermögen & Aufgeschlossenheit<br>• Liebe zum Lernen<br>• Weitsicht | • Teamwork<br>• Fairness<br>• Führungsvermögen |
| Tugend | **2. Mut** | **5. Mäßigung** |
| Charakterstärken | • Tapferkeit<br>• Ausdauer<br>• Ehrlichkeit | • Vergebungsbereitschaft & Gnade<br>• Bescheidenheit & Demut<br>• Vorsicht |

| | | |
|---|---|---|
| | • Tatendrang | • Selbstregulation |
| Tugend | **3. Menschlichkeit** | **6. Transzendenz** |
| Charakterstärken | • Fähigkeit, zu lieben und geliebt zu<br>werden<br>• Freundlichkeit<br>• soziale Intelligenz | • Sinn für das Schöne & Exzellenz<br>• Dankbarkeit<br>• Hoffnung<br>• Humor<br>• Religiosität & Spiritualität |

***Anmerkung***. Die Klassifikation stammt von Peterson & Seligman (2004). Die Übersetzung ins Deutsche stammt von Ruch, W., & Proyer, R. T. (2011). Positive Psychologie: Grundlagen, Forschungsthemen und Anwendungen (S. 64).

Da das Aufschreiben von 240 oder 120 Aussagen/Fragen hier wirklich den Rahmen sprengen würde, können Sie den VIA-IS in seiner deutschen Form auf der Internetseite der Universität Zürich machen. Folgen Sie dazu einfach folgendem Link: https://www.charakterstaerken.org/.

Nach dem Ausfüllen bekommen Sie ein differenziertes Bild Ihrer Charakterstärken und Tugenden. Zusätzlich zu dem differenzierten Bild können Sie, wenn Sie Schwierigkeiten beim Verstehen haben, hier eine Interpretationshilfe anschauen beziehungsweise herunterladen. Um die 2018er Version des VIA-IS auszufüllen, können Sie folgendem Link folgen: https://www.viacharacter.org/. Hier finden Sie eine englische Version, können als Sprache aber auch Deutsch und viele andere einstellen.

**Voreilige/willkürliche Schlussfolgerung.** Wenn Sie sich dabei erwischen, dass Sie voreilige oder willkürliche Schlussfolgerungen ziehen, dann schreiben Sie eine Liste mit Gründen, die für und gegen die Schlussfolgerung sprechen. Versuchen Sie, wirklich ganz genau darauf zu achten, dass Sie alle möglichen Erklärungen mit in Betracht ziehen. Wenn Sie damit Probleme haben, dann fragen Sie andere Personen um Hilfe und erlauben Sie sich, eine andere Perspektive einzunehmen. Prüfen Sie Ihre Schlussfolgerungen auf Ihren Wahrheitsgehalt, damit Sie sich wirklich sicher sein können, ob sie zutreffen oder nicht.

**Wahrsagen**. Mal ganz ehrlich: Wer kann schon vorhersagen, was in der Zukunft passiert? Wahrscheinlich niemand, außer die Kandidaten in einer Mystery-Sendung im Fernsehen. Aber ob diese das so wirklich können, ist auch noch fraglich. Gehen wir also davon aus, dass niemand in die Zukunft schauen kann. Was können wir stattdessen tun?

Die Zukunft einfach auf uns zukommen lassen. Um das Wahrsagen zu umgehen, können Sie auch schlicht und ergreifend einen Realitätstest durchführen. Suchen Sie die Situation auf, fragen Sie bei betreffenden Personen nach und holen Sie sich alle möglichen Informationen ein, damit Sie Ihre Vorhersage bestätigen oder widerlegen können.

[1] Alle Tipps sind mit Ausnahme der expliziten Erwähnung in Anlehnung an Branch & Willson (2013) entstanden.

# Einüben neuer funktionalerer Gedanken

Die Gedanken und Überzeugungen wurden hinterfragt, auseinandergenommen und analysiert. Sie haben selbst Wissenschaftler gespielt, um Annahmen, Schlussfolgerungen und Einstellungen als Hypothesen ordentlich auf den Prüfstand zu stellen. Dabei kam heraus, dass viele Dinge doch nicht so sind, wie Sie sie angenommen haben.

Die Gedanken und Überzeugungen wurden überarbeitet und stehen nun theoretisch zum Einsatz bereit. So weit, so gut, aber was nützt die gesamte Arbeit, wenn Sie danach wieder in Ihre alten Gewohnheiten zurückfallen? Genau, nichts! Deswegen ist es wichtig, die neuen Denkweisen in allen Situationen einzuüben und anzuwenden. In diesem Kapitel geht es darum, einen neuen Werkzeugkasten mit vielen weiteren Methoden und Techniken zu füllen, die Sie dabei unterstützen sollen, die Theorie in die Praxis umzusetzen. Auch der mögliche Rückfall wird mit einem Krisenplan vorbereitet. Sie werden lernen, welche Schritte bei einem Rückfall zu beachten sind und wie Sie am Ball bleiben.

## ÜBEN NÜTZT – ABER WIE?

Es ist gut und schön zu wissen, dass es wichtig ist, zu üben, aber: Wie macht man das? Ich möchte Ihnen im Folgenden einige Techniken mit an die Hand geben, die es Ihnen ermöglichen, Ihre funktionalen Kognitionen zu automatisieren und zu überwachen.

### Fake it till you make it

Der Ausdruck „*Fake it till you make it*" heißt auf Deutsch so viel wie: „Tu so lange als ob, bis du es geschafft hast." Das klingt etwas holprig, meint aber einfach, dass man so handeln, denken oder fühlen muss, als ob man die Überzeugungen und Gedanken schon verinnerlicht hat. Sie machen also genau das, was Ihr gewünschter Endzustand vorsieht.

Dieses Prinzip eignet sich besonders zu Beginn des Einübens, wenn die neuen Gewohnheiten noch recht frisch und nicht verinnerlicht sind. Wenn dann im Rahmen der neuen Gewohnheiten gehandelt wird, wirkt das verstärkend auf diese (Branch & Willson, 2013).

Um dieses Prinzip zu üben, schreiben Sie Ihre neuen Überzeugungen, Gedanken, Gefühle und Verhaltensweisen auf ein Blatt und schätzen dann ein, inwieweit Sie davon überzeugt sind. Die Einschätzung erfolgt wieder auf einer Skala von null (= überhaupt nicht überzeugt) bis 10 (= vollkommen überzeugt). Alternativ gibt es selbstverständlich auch wieder ein Arbeitsblatt für diese Übung.

**Arbeitsblatt 15: Fake it till you make it**

**Aufgabe**: Schreiben Sie in die leeren Felder Ihre neuen Überzeugungen, Gedanken, Gefühle oder Verhaltensweisen und schätzen Sie auf der Skala von 0 (= überhaupt nicht überzeugt) bis 10

(= vollkommen überzeugt) ein, wie sehr Sie davon überzeugt sind.

Das Einschätzen der Überzeugung dient dazu, dass Sie die Veränderungen im Laufe der Zeit überblicken können. Das Ziel ist natürlich, irgendwann bei der zehn auf der Skala zu landen.

### Die Überzeugung steigern

Mit der Überzeugung ist es zu Beginn so eine Sache. Sie wissen zwar, dass Ihr Denken dysfunktional ist und auch, was Sie stattdessen „denken sollen", aber glauben vielleicht noch nicht daran. Das ist ganz normal, denn zu Beginn stellt sich erst die intellektuelle Einsicht ein und dann die „emotionale" (Wilken, 2018).

Da Sie von den alten Denkweisen und Überzeugungen schon eine lange Zeit begleitet werden, ist es schwer, diese von einem Moment auf den anderen abzuschalten. Denn wenn Sie nach Ihren neuen Annahmen handeln, kann es sich erst einmal schlichtweg falsch anfühlen, das zu tun (Branch & Willson, 2013).

Sie können zu 100 Prozent wissen, dass Sie sich unbedingt nach den neuen Annahmen richten müssen und können es trotzdem nicht fühlen. Anstatt der starren Überzeugungen können Sie deshalb zum Anfang auf eine der folgenden drei Arten zurückgreifen:

| | |
|---|---|
| • flexible Vorliebe statt starrer Anspruch | „Ich hätte es gerne, dass mich niemand mehr als unfähig ansieht, aber ich kann auch keinen dazu zwingen." |
| • Wenn-Dann-Aussagen | „Wenn ich es heute nicht schaffe, alle Punkte auf meiner To-Do-Liste abzuhaken, dann bedeutet das nicht, dass ich generell nichts schaffen werde." |
| • Pauschale Überzeugungen | „Im Grunde genommen bin ich doch ziemlich in Ordnung." |

| (Aussagen, die so allgemein sind, dass sie auch auf andere zutreffen könnten.) |
|---|

***Anmerkung***. Inhalte in Anlehnung an Branch & Willson (2013).

Versuchen Sie doch zu Beginn, Ihre Überzeugungen und Gedanken in eine dieser drei Formen umzuwandeln. Diese geben Ihnen noch Spielraum und Sie können sich leichter daran orientieren.

**Alte Gedanken und Überzeugungen entkräften**

Um die neuen Gedanken und Überzeugungen weiter einzuüben, kann man sich immer weiter damit beschäftigen, was gegen die alten Denkmuster spricht. Dafür eignet sich die Erstellung von Listen mit Argumenten, die gegen die alten und damit für die neuen Gedanken und Überzeugungen sprechen.

Hier können Sie auch die Ergebnisse von Realitätstest oder Verhaltensexperimenten mit einfließen lassen (Branch & Willson. 2013). Im Notfall können Sie sich diese Liste immer wieder vornehmen und sich in Erinnerung rufen, warum Sie mit den alten Denkmustern abschließen wollen beziehungsweise abgeschlossen haben.

**Selbstwirksamkeit**

Unter Selbstwirksamkeit versteht man den Glauben einer Person daran, dass sie fähig ist, eine bestimmte Aufgabe in einem bestimmten Kontext erfolgreich zu erledigen (Becker, 2019, S. 177). Sie hilft uns quasi dabei, ein Vorhaben in die Tat umzusetzen, und bekommt deshalb einen gesonderten Platz beim Einüben der funktionalen Gedanken. Es gibt vier Faktoren, die auf die Selbstwirksamkeit wirken und damit vier Tipps, wie Sie Ihre Selbstwirksamkeit stärken können.

Der erste Faktor sind eigene Erfolge. Nutzen Sie Ihre eigenen Erfolge als Motivator. Sagen Sie sich nicht, „Jetzt habe ich es erst eine Woche geschafft", sondern, „Jetzt habe ich es SCHON eine Woche geschafft." Dort schwingt auch mit, dass Sie sich nicht von Niederlagen oder Rückschlägen abhalten lassen sollten, sondern aus diesen lernen und es das nächste Mal besser machen. Der zweite Faktor sind Kompetenzen. Wenn Sie sich Ihrer eigenen Stärken bewusst sind, dann können Sie diese auch gezielt einsetzen und darauf vertrauen.

An dieser Stelle weise ich noch einmal auf den VIA-IS hin, falls Sie sich Ihrer eigenen Stärken nicht bewusst sind. Der dritte Faktor sind Vorbilder. Suchen Sie sich andere Personen, die es schon geschafft haben, Ihre Gewohnheiten zu ändern.

Das können auch Erfahrungsberichte sein. Diese finden Sie zum Beispiel hier oder hier. Was bei den Erfahrungsberichten mitschwingt, ist Faktor vier: Ermutigung durch andere. Klammern Sie sich nicht an Personen, die sowieso nicht an Sie glauben. Umgeben Sie sich mit Menschen, die Ihnen Unterstützung anbieten und für Sie da sind, wenn Sie sie brauchen (Becker, 2019).

Mit der Selbstwirksamkeit hängen aber auch die positiven Selbstinstruktionen zusammen, die Sie zum Beispiel auf Ihrer Notfallkarte (siehe nächster Punkt) notieren sollen. Die Selbstinstruktionen dienen zur Ermutigung und Motivation. Um richtig gute Selbstinstruktionen aufzustellen, müssen Sie sich zu Beginn darüber bewusst sein, wo Ihr Problem liegt. An der Stelle wäre ich sehr enttäuscht, wenn Sie bis hier hin gelesen haben und noch nicht wüssten, wo Ihre Problembereiche liegen. Nach der Analyse und dem Infragestellen sollte das nun bekannt sein. Aus diesen Problemen entwickeln Sie ein Ziel.

Fragen Sie sich, was Sie anstatt des Problems wollen. Auf der Basis dieses Ziels stellen Sie dann Ihre Selbstinstruktionen auf. Folgende Punkte sollten Sie bei der Formulierung beachten:

- Gegenwartsform verwenden (ich bin, ich habe, ich soll, ich darf)
- kurze und prägnante Ausdruckweise
- positive Formulierung
- Zustand sollte erreichbar sein
- Verwendung der eigenen Sprache und des eigenen Dialekts (TowerConsult GmbH, 2016)

Beispiele sind: „Mir geht es gut!“, „Ich kann das!“, „Ich schaffe das!“ oder „Ich bin kein Versager!“.

**Gestaltung einer Notfallfallkarte**

Wenn Sie sich in einer kritischen Situation befinden und kurz davor sind, wieder in die alten Muster zurückzufallen, dann kann Ihnen eine Notfallkarte helfen. Diese Technik stammt eigentlich aus dem Bereich der Raucherentwöhnung, wir können Sie aber auch wunderbar auf unsere Gedanken anwenden. Auf diesen Karten stehen nämlich Notfallstrategien oder Selbstinstruktionen, die Ihnen helfen, kritische Situationen besser zu bewältigen.

So eine Notfallkarte muss tatsächlich nicht wortwörtlich eine Karte sein, sondern kann einfach nur aus einem Stück Papier bestehen. Alternativ können Sie auch eine

Karteikarte benutzen. Auf die Vorderseite dieser Karte schreiben Sie den dysfunktionalen Gedanken, zum Beispiel, „Ich schaffe das niemals." Auf der Rückseite steht dann eine kurze Anleitung mit dem Inhalt, was in einer Risikosituation getan werden soll. Mögliche Strategien sind das Verlassen der Situation oder jemand Nahestehenden anrufen.

Weiterhin können auf Notfallkarten persönliche Gründe gegen das Denken in alten Mustern aufgelistet sein oder positive Selbstinstruktionen (z. B. „Ich habe schon vieles im Leben geschafft, dann kann ich das auch schaffen!"). Die Notfallkarte sollte im besten Fall immer griffbereit sein. Ein guter Aufbewahrungsort wäre zum Beispiel das Portemonnaie (Herrmann, o. J.).

**Führen eines Erfolgsjournals**

Das Aufschreiben von Fortschritten und Erfolgen kann die Motivation aufrechterhalten. Dieser Fakt wurde auch von der Forschung bestätigt. Noch einmal zu Erinnerung: In der Tagebuchstudie von Amabile und Kramer (2011) zeigte sich, dass das Aufschreiben von Fortschritten das Wohlbefindet steigert und ein Arbeitstag mit Fortschritten als ein „guter Arbeitstag" bewertet wurde.

Dabei sollte jeder Erfolg, sei er auch noch so klein, aufgeschrieben werden. Das erlaubt Ihnen, besser mit Schwierigkeiten und Rückschlägen umzugehen, weil Sie in Ihrer Erfolgsauflistung zurückblättern können und sehen, was Sie schon erreicht haben (Henke, 2018). Ein *Journal* (deutsch: Tagebuch) kann auf drei Arten geführt werden. Die ersten zwei Arten sind eher Protokolle, weil es darum geht, Listen mit den Erfolgen zu führen. Zum einen können das Listen ohne eine Struktur sein.

Sie nehmen sich quasi einfach nur ein Blatt daher und beginnen, Ihre Erfolge darauf zu vermerken. Das hat den Vorteil, dass Sie schon allein von der Menge der Erfolge motiviert werden. Strukturlose Listen haben allerdings den Nachteil, dass Sie nicht so gut überblicken können, in welchen Bereichen Sie erfolgreich waren. Deshalb besteht die Alternative aus Listen für verschiedene Bereiche, die man selbst als wichtig erachtet, wie zum Beispiel der familiäre, private oder berufliche Bereich (Henke, 2018).

Die dritte Art ist ein Erfolgsjournal in der Form eines Kalenders. Entweder legen Sie sich einen Kalender zu, in dem eine Seite pro Tag zur Verfügung steht, oder Sie greifen auf ein Notizbuch zurück, in dem Sie die Struktur selbst bestimmen können. So ein Erfolgsjournal besteht aus mindestens drei Bestandteilen. Die ersten Seiten sollten Sie für Ihren Lebensplan reservieren. Ausgangsfragen sind: „Wo stehe ich gerade?" und „Wo möchte ich hin?". Ohne genauen Zeitplan schreiben Sie einfach auf, welche Dinge Sie in Ihrem Leben generell erreichen möchten.

Anders als bei den konkreten Zielen können Sie hier auch ruhig richtig ausholen und groß denken. Der Lebensplan hilft Ihnen, Ihre Motivation aufrechtzuerhalten, und gibt die Richtung vor, in die es gehen soll. Auf den nächsten Seiten machen Sie viel Platz für Ihre konkreten Ziele. Was soll bis wann erreicht werden? Denken Sie unbedingt an die Anwendung der SMART-Regel, wenn Sie Ihre Ziele aufstellen. Die Ziele können im Vorhinein unterteilt werden in Lebensziele, Halbjahresziele, Wochenziele und tägliche Ziele. Die täglichen Ziele schreiben Sie aber am besten in Ihre Tagesübersicht. Nehmen Sie sich für jeden Tag eine Seite, auf der Sie Ihren Tag planen. Eine Tageübersicht besteht aus der wichtigsten Tätigkeit für den Tag, dem Tagesplan, einem Platz für Notizen und Gedanken sowie einem Platz für die Reflexion des Tages. Bei der wichtigsten Tätigkeit schreiben Sie auf, was Sie an diesem Tag unbedingt tun müssen. Konzentrieren Sie sich dabei am besten auf eine konkrete Aufgabe.

Die anderen Aufgaben können dann in den Tagesplan eingeordnet werden. Dort schreiben Sie auf, welche Tätigkeit Sie bis zu welcher Uhrzeit oder in welcher Zeit geschafft haben wollen. Der Platz für Notizen und Gedanken ist wahrscheinlich selbsterklärend, deswegen können wir direkt zur Reflexion übergehen.

Dort schreiben Sie die Erfolge des Tages auf. Notieren Sie aber auch, womit Sie am unzufriedensten waren und am besten ebenfalls, warum das so ist. So können Sie aus Ihren Fehlern lernen und es das nächste Mal besser machen. Versuchen Sie, die Reflexion am Abend zu machen und auf der Basis Ihrer Erkenntnisse den nächsten Tag zu planen. Weiterhin können Sie noch einen sogenannten *Habit Tracker* in Ihr Erfolgsjournal integrieren.

Habit Tracker heißt so viel wie Gewohnheiten festhalten. Dafür eignet sich zum Beispiel eine Übersicht, wo jeder Tag im Jahr aufgeführt ist. Für jeden Tag, an dem Sie Ihre gewünschte Gewohnheit ausgeführt haben, machen Sie ein Kreuz oder malen ein Kästchen aus. Das hilft Ihnen, einen Überblick über die Beständigkeit Ihrer Gewohnheiten zu bekommen. Mit einem Erfolgsjournal haben Sie Ihre Ziele und Aktivitäten immer im Überblick und werden nicht so leicht vom Weg abkommen (Wilkosz, 2020).

Wenn wir schon im Bereich des Tagebuches sind, möchte ich Ihnen in diesem Abschnitt noch das Genesungstagebuch vorstellen. In einem Genesungstagebuch ist Platz für Notizen und die Einschätzung, wie sehr man die Genesung unter Kontrolle hat. Und wir wären ja nicht in diesem Ratgeber, wenn es für Sie dafür nicht ein vorgefertigtes Arbeitsblatt geben würde.

**Arbeitsblatt 16: Mein Genesungstagebuch**

**Aufgabe**: Dokumentieren Sie jeden Tag die Fortschritte und Schwierigkeiten in Ihrer

Genesung. Schätzen Sie auf einer Skala von 0 (= keine Kontrolle) bis 10 (= maximale Kontrolle) ein, wie sehr Sie die Kontrolle über die Genesung haben.

Es gibt keinen vorgegebenen Zeitraum, wie lange Sie ein Genesungstagebuch führen sollten. Die Empfehlung liegt dabei, mit dem Tagebuch aufzuhören, wenn sich über einen längeren Zeitraum die Einschätzung der Kontrolle in einem hohen Bereich der Skala befindet und wenn der Wert der Skala über einen längeren Zeitraum stabil bleibt. Wenn Sie einmal einen nicht so guten Tag haben, können Sie natürlich immer wieder in das Tagebuch einsteigen.

**Selbstverstärkung**

Der Begriff Selbstverstärkung erklärt sich wahrscheinlich von selbst. Unsere Verhaltensweisen und Einstellungen werden durch Folgen gefördert, die zu angenehmen Gefühlen geführt haben (Stangl, 2021).

Das heißt, man bietet sich selbst einen positiven Verstärker dar oder entfernt einen unangenehmen Reiz beim Auftreten des erwünschten Verhaltens. Verstärker sollten Ihnen aus den operanten Verfahren noch bekannt sein.

Diese können Sie bei der Selbstverstärkung nun anwenden. Belohnen Sie sich für das Erreichen bestimmter Ziele und/oder Teilziele. Entwickeln Sie ein Token-System, indem Sie beispielsweise Spielmünzen sammeln und sich bei einer bestimmten Anzahl einen Wunsch erfüllen. Verstärker müssen nicht immer aus großen Einkäufen oder teuren Gegenständen bestehen, sondern können auch immaterieller Art sein. Sei es ein gemeinsamer Filmeabend mit der besten Freundin oder ein schönes heißes Bad – alles, was einem gefällt, ist erlaubt.

Aber Achtung vor dem *Overjustification*-Effekt (deutsch: Effekt der übermäßigen Rechtfertigung). Unter diesem Effekt versteht man die Tendenz, dass die intrinsische Motivation für ein Verhalten abnimmt, wenn es von außen extrinsisch verstärkt wird (Stroebe, 2014).

Klären wir erst einmal, was es mit den Begriffen intrinsische und extrinsische Motivation auf sich hat. Intrinsische Motivation ist eine innere, aus sich selbst heraus entstehende Motivation. Man führt eine Verhaltensweise aus, weil man das möchte und Motivation dafür hat. Auf der anderen Seite steht die extrinsische Motivation, die durch äußere Reize hervorgerufen wird, also Belohnungen materieller und immaterieller Art (Schiefele & Schaffner, 2015).

Der Effekt der übermäßigen Rechtfertigung sagt also aus, dass wir nicht mehr so gerne etwas von uns aus tun, wenn wir dafür von außen verstärkt werden. Dieser Effekt kann schon bei Kindern nachgewiesen werden, ist aber auch auf Erwachsene übertragbar. Eine bekannte Studie zum Overjustification-Effekt untersuchte Kinder im Alter von drei bis fünf Jahren, die dazu ermutigt wurden, mit Filzstiften auf Papier zu malen. Diese Kinder wurden in drei Gruppen eingeteilt:

| | |
|---|---|
| • erwartete Belohnung: | Diesen Kindern wurde eine Belohnung versprochen, wenn Sie brav mit den Filzstiften malen. Alle Kinder in dieser Gruppe haben auch schon vorher aus intrinsischer Motivation heraus gerne gemalt. |
| • unerwartete Belohnung: | Diese Kinder wurden nach dem Malen unerwartet belohnt. |
| • keine Belohnung: | Die Kinder in dieser Gruppe dienten als Kontrollgruppe. |

Die Ergebnisse zeigten, dass die Kinder, die eine erwartete Belohnung erhielten, am Ende weniger mit den Filzstiften malten als die anderen. Die Belohnung schwächt hier die intrinsische Motivation der Kinder. In den anderen beiden Gruppen zeigten sich keine Veränderungen im Spielverhalten (Lepper, Greene & Nisbett, 1973). Was Sie aus diesem Experiment mitnehmen sollten, ist, dass jede äußere Verstärkung sinnlos ist, wenn Sie nicht selbst den Willen haben, das Vorhaben in die Tat umzusetzen.

**In die Situationen reingehen**

Nur auf dem Papier zu üben, wird Sie am Anfang vielleicht noch weiterbringen, aber irgendwann müssen Sie den Schritt wagen und Ihre neuen Gedanken und Überzeugungen in der realen Welt anwenden (Branch & Willson, 2013).

Denn wie Gandalf aus „Der Hobbit" schon sagte: „Die Welt liegt nicht in deinen Büchern und Karten. Sie liegt dort draußen!" (Cunningham, Jackson, Walsh & Weiner, 2012).

Schreiben Sie die Erfahrungen auf, die Sie mit den neuen Sichtweisen machen, denn sie sind Beweise dafür, dass sie funktionieren oder geben Ihnen Anhaltspunkte darüber, was noch verbessert werden kann.

## RÜCKFÄLLE VORBEUGEN

Trotz der ganzen Übungen und positiven Gedanken brauche ich Ihnen nicht vormachen, dass es nicht doch dazu kommen kann, dass Sie wieder Ihre alten Denkmuster anwenden. Es braucht tatsächlich eine ganze Zeit, nämlich Minimum 66 Tage, bis sich eine neue Gewohnheit ausgebildet hat.

In den folgenden Abschnitten möchte ich Ihnen näherbringen, wie sich Gewohnheiten eigentlich ausbilden, damit Sie schauen können, was „dahintersteckt" und vielleicht ein bisschen nachsichtiger mit sich sind, wenn es einmal nicht so klappt, wie Sie sich das vorstellen.

Außerdem bekommen Sie wertvolle Tipps, was bei einem möglichen Rückfall zu beachten ist. Sie werden einen Krisenplan aufstellen und erfahren, wie Sie Ihre Motivation aufrechterhalten können.

**Sechsundsechzig Tage (und mehr) durchhalten!**

Ganz zu Beginn des Buches haben wir die lerntheoretischen Grundlagen besprochen, die erklären, wie wir lernen. Was wir an diesem Punkt allerdings etwas vernachlässigt haben, ist die Tatsache, dass klassische und operante Konditionierung (und auch alle anderen Lernformen) nicht nur auf dem „Papier passieren", sondern, dass sich dabei auch Veränderungen in unserem Gehirn einstellen.

Aber wahrscheinlich haben Sie sich das auch schon gedacht, denn wo sollen die Assoziationen sonst hin verschwinden. Beim Lernen werden also neue Verbindungen zwischen den Nervenzellen im Gehirn gebildet. Das, was da neu gebildet wird, nennt man neuronale Netzwerke, denn ein anderes Wort für Nervenzelle ist Neuron.

Dieses Netzwerk müssen Sie sich so vorstellen, dass in der Mitte quasi ein Oberbegriff steht, wie zum Beispiel *Haus*. Von diesem Oberbegriff gehen viele Äste ab, an deren Ende jeweils andere Begriffe stehen, die man mit dem Oberbegriff verbindet. Für das Haus könnte das zum Beispiel sein: kann aus Stein bestehen, hat ein Dach, hat eine Tür, man kann darin wohnen und so weiter.

Ganz im Sinne einer *Mind-Map*. Im Bereich der Gehirnforschung versteht man unter dem Lernen das Entstehen und die Verstärkung von Verbindungen zwischen den Nervenzellen. Dabei gilt: Je öfter man etwas macht, tut oder denkt, desto stärker wird die Verbindung (Birbaumer & Schmidt, 2010). Hier eignet sich das Beispiel mit der Durchquerung des Weizenfeldes noch einmal. Stellen Sie sich vor, es gibt noch keinen Weg, der durch das Feld führt, aber Sie müssen es durchqueren, weil Sie sonst zu spät zu einer wichtigen Verabredung kommen. Anfangs ist es noch schwer, weil die Ähren den Weg versperren, aber irgendwann werden Sie auf der anderen Seite ankommen.

Wenn Sie das nächste Mal wieder zu spät sind, fällt Ihnen ein, „Ach ja, da war doch der Weg über das Feld", und Sie gehen wieder dort lang. Und das nächste Mal wieder und wieder und wieder. Solange, bis sich ein richtig festgetretener Pfad gebildet hat. So läuft das auch in unserem Gehirn ab, nur, dass wir dort kein Weizenfeld, sondern eben die Verbindungen zwischen den Nervenzellen haben, die stärker werden, wenn man sie häufig nutzt. Andererseits kann es aber auch dazu kommen, dass die Verbindungen absterben, wenn sie unbenutzt bleiben und dieses Absterben wollen wir uns zu Nutze machen.

Wenn Sie etwas Neues lernen, gelangt dieser Wissensinhalt zuerst in das Kurzzeitgedächtnis. Wenn der Inhalt nach 20 Minuten noch nicht vergessen wurde, geht er über ins Langzeitgedächtnis. Das passiert nicht einfach so, denn dazwischen sind noch andere Strukturen in unserem Gehirn, die für die Verarbeitung des neu gelernten Inhaltes zuständig sind. Alle Informationen müssen zuerst durch den Hippocampus. Diese Gedächtnisstruktur können Sie sich in Form eines Seepferdchens vorstellen, denn so sieht diese tatsächlich aus.

Dabei gelangen vor allem die Inhalte in das Langzeitgedächtnis, die mit Gefühlen und Gerüchen verbunden sind. Das entsprechende Gefühl oder der Geruch kann den Inhalt auch Jahre später wieder ins Gedächtnis rufen (Güntürkün, 2012). Sie erinnern sich an das kognitive Modell: Unsere Gedanken beeinflussen unsere Gefühle und Verhaltensweisen. So kann es beispielsweise passieren, dass Sie das Gefühl des Unwohlseins mit einem dysfunktionalen Gedanken im Kopf verbunden haben und bei jedem Unwohlsein dieser Gedanke wieder aufkommt.

Der Gedächtnisinhalt verbleibt aber nicht in der Seepferdchen-Struktur, sondern wandert tiefer ins Gehirn hinein. Wenn wir etwas zum ersten Mal lernen, gelangt der Inhalt in eine ganz andere Struktur (die Großhirnrinde), als wenn Sie das Gelernte schon mehrfach wiederholt haben. Dann wandert der Gedanke nämlich sehr tief ins Innere des Gehirns, in die sogenannten Basalganglien. Den Namen müssen Sie sich nicht merken, wichtig ist nur, dass Sie wissen, dass in dieser Struktur Informationen als feste Abläufe gespeichert werden und auch nicht mehr so schnell auslöschbar sind (Birbaumer & Schmidt, 2010).

Wie Sie sich nun vorstellen können, ist es sehr schwer, in das Innere vorzudringen und die alten Gewohnheiten durch neue zu ersetzen. Dazu kommt noch, dass die Gewohnheiten im sogenannten prozeduralen Gedächtnis gespeichert sind. Inhalte, die dort abgelegt werden, sind schwierig zu beschreiben, brauchen Übung und können ohne den Einsatz des Bewusstseins gespeichert werden.

Wenn Sie einmal genauer darüber nachdenken: Können Sie sich daran erinnern, wie und wann Sie Ihren dysfunktionalen Gedanken erworben haben? Eher nicht, oder? Das ist problematisch, denn durch die Automatisierung müssen wir nicht mehr darüber nachdenken, wie wir handeln, denken oder fühlen. Um Gewohnheiten zu entfernen, müssen die alten durch neue Gewohnheiten ersetzt werden, damit die Verbindungen zwischen den Nervenzellen absterben. Dafür muss man sich über die alten Denk- und Verhaltensmuster bewusst werden und an diesem Punkt eingreifen. Sie sind sich Ihrem Denken, Fühlen und Verhalten durch die Übungen schon bewusst und können nun neue Gewohnheiten aufbauen.

Der Aufbau neuer Verhaltensweisen funktioniert nicht von heute auf morgen. Das hat eine oft zitierte Studie einer Forschergruppe vom *University College London* gezeigt. In dieser Untersuchung wurden 96 Personen über einen Zeitraum von 12 Wochen bei der Formung neuer Gewohnheiten begleitet. Dafür hat jede Person eine neue Gewohnheit aus den Bereichen gesundes Essen, gesundes Trinken oder Sport ausgewählt.

Die Gewohnheit sollte dann immer im gleichen Kontext ausgeführt werden, also zum Beispiel immer morgens nach dem Frühstück oder zum Mittagessen. Jeden Tag haben die Probanden 12 Fragen zu ihren Gewohnheiten beantwortet. Es ging vor allem um die Angabe, ob die Gewohnheit ausgeführt wurde und wie automatisch sich die Ausführung anfühlte. Nach den 12 Wochen wurden die Ergebnisse ausgewertet. Es zeigte sich, dass der Durchschnitt 66 Tage benötigte, bis sich die neue Gewohnheit etabliert hat und sich automatisch anfühlte. Was hier allerdings beachtet werden muss, ist, dass die Spannweite zwischen 18 und 254 Tagen lag. Das heißt, der Durchschnitt hat 66 Tage gebraucht, aber es gab auch Personen, die „nur" 18 Tage gebraucht haben und wieder andere die 254 Tage benötigten.

An diesen Ergebnissen können Sie sehen, dass es von Person zu Person unterschiedlich ist, wie lange gebraucht wird, um eine neue Gewohnheit aufzubauen. Und zur Ermutigung: Einen Tag mit der Ausführung der Gewohnheit auszusetzen, verkürzt den Prozess der Automatisierung nicht. Schlussfolgernd kann man sagen, dass man für die Umsetzung neuer Ziele zwischen zwei und acht Monate einplanen sollte (Lally, Jaarsveld, Potts & Wardle, 2010).

Ich möchte, dass Sie aus diesen Ausführungen das Verständnis dafür mitnehmen, wie komplex der Vorgang des Lernens und der Herausbildung von neuen Gewohnheiten eigentlich ist. Diese Komplexität lässt sich nicht einfach von heute auf morgen überwinden, sondern braucht Zeit. Deswegen: Seien Sie etwas nachsichtiger mit sich, wenn die Dinge nicht auf Anhieb so funktionieren, wie Sie das gerne möchten.

**Nicht aufgeben!**

Wir brauchen uns nichts vormachen. Die Welt besteht nicht nur aus Regenbogen und Sonnenschein. Deshalb ist es umso wichtiger, gut über das Thema Rückfälle aufzuklären.

Wir haben es in unserem Fall nicht mit einem klassischen Rückfall zu tun, sondern eher mit einem Verfallen in alte Denkmuster. Das größte Risiko für einen Rückfall besteht dabei in den ersten drei Monaten nach der Behandlung (Lindenmeyer, 2018).

Es gibt sogenannte „innere Risikosituationen", die die Wahrscheinlichkeit für einen Rückfall erhöhen können. Dazu gehören unangenehme Gefühlszustände und unangenehme körperliche Zustände. Innere Risikosituationen machen schon 60 Prozent aller Rückfälle aus. Auf der anderen Seite gibt es die äußeren Risikosituationen, zu denen vor allem die Konfliktsituationen zählen. Diese machen 40 Prozent aller Rückfälle aus (zitiert nach Lindenmeyer, 2018; im Original von Marlatt, 1985).

Um einen möglichen Rückfall vorzubereiten, eignet sich ein Krisenplan. Diesen kann man mit einer Vorstellungsübung vorbereiten. Dafür stellen Sie sich in Ihrem Kopf vor, wie eine mögliche Rückfallsituation für Sie aussehen würde. Schreiben Sie danach alle möglichen Bewältigungsstrategien auf, die Ihnen helfen können, die Situation gerade noch rechtzeitig zu bewältigen (Lindenmeyer, 2018).

Einen Vordruck für einen Krisenplan finden Sie auf **Arbeitsblatt 17: Mein Krisenplan**. Schreiben Sie auch Dinge auf, mit denen andere Sie unterstützen können. Das kann auch das Anrufen bei einem Arzt sein, wenn das Problem sehr akut ist. Denken Sie aber auch an Ihre eigenen Ressourcen und schreiben Sie diese auf. Falls Sie auf Ihrem Genesungsplan (Arbeitsblatt 3) noch nicht den Abschnitt zum Rückfälle vermeiden/vorbeugen ausgefüllt haben, weil Sie sich in so einer frühen Phase noch nicht dazu bereit gefühlt haben, dann können Sie das jetzt nachholen. Dort haben Sie auch noch einmal die Möglichkeit, über Ihre Anzeichen bei einem Rückfall und die möglichen Bewältigungsstrategien nachzudenken.

Wenn es dann doch zu einem Rückfall gekommen ist, können Sie auf den Krisenplan schauen und alle dort vorbereiteten Schritte einleiten. In einer akuten Situation können Ihnen folgende Schritte helfen: Schaffen Sie sofort Abstand zur Situation. Suchen Sie sich eine neutrale Umgebung, in der Sie, wenn möglich, allein sein können. Sei es die Toilette oder ein anderes Büro, Hauptsache, Sie kommen von der auslösenden Situation weg.

Beginnen Sie dann, tief ein- und auszuatmen, und zwar so lange, bis Sie sich wieder beruhigt haben. Halten Sie sich selbst einen kleinen Vortrag, wie zum Beispiel: „Nur durch diesen kurzen Moment der Schwäche muss ich nicht aufgeben. Wenn ich jetzt wieder in die alten Denkmuster zurück verfalle, dann ist der ganze Weg umsonst gewesen." Geben Sie sich einfach einen kleinen Motivationsschub und wiederholen Sie Ihre positiven Selbstinstruktionen. Zum Abschluss atmen Sie nochmals tief durch, nehmen den Kopf hoch und weiter geht's (Engelbrecht, 2011).

Andere Bewältigungsstrategien sind zum Beispiel das Vorstellen von sozialen Konsequenzen. Das kann in die positive und negative Richtung erfolgen. Positiv wäre, „Wenn ich aufhöre, so zu denken, dann wird Person XY stolz auf mich sein." Eine negative Konsequenz ist, „Wenn ich wieder anfange, so zu denken, dann wird Person XY mich verachten." Auch das Ausmalen von gesundheitlichen Folgen kann als Bewältigungsstrategie funktionieren. Werden Sie sich bewusst, dass übermäßiges Grübeln und dysfunktionale Gedanken der Auslöser für ernsthafte psychische Störungen sein können. Und in diese möchte man nicht unbedingt abrutschen.

Generelles Abwerten der Gedanken hilft auch, um sich davon zu distanzieren. Dabei entstehen dann Sätze wie, „Durch diese Gedanken geht es mir nicht besser!", oder, „So zu denken, ist schon echt uncool!" Es ist nur wichtig, dass Sie nicht aufgeben und immer weiter machen, egal, welche Methode Ihnen hilft (Lindenmeyer, 2018).

Um am Ball zu bleiben, brauchen Sie letztendlich eine ganze Menge an Zielstrebigkeit. Um zielstrebig zu sein, müssen Sie an Ihren Zielen festhalten. Klingt logisch, oder? Dort schwingt auch mit, dass Sie Ihre Ziele verschriftlichen und an einem Ort aufbewahren, an dem Sie öfter einmal vorbeigehen, zum Beispiel am Kühlschrank.

Aus der Studie von Matthews (2015) sollten Sie gelernt haben, dass es durchaus hilfreich sein kann, die Ziele und Teilziele Freunden zu erzählen. Sie können mit Ihren Freunden auch Wetten abschließen, bis wann Sie Ihre Ziele erreicht haben werden. Das gibt noch einen zusätzlichen Ansporn, denn niemand verliert gerne Wetten. Auch das Erzählen der Ziele in großer Runde kann Ihre Zielstrebigkeit unterstützen, denn es gibt fast keine größere Schande, als mit dem eigenen Vorhaben zu prahlen und dann im Endeffekt zugeben zu müssen, dass man es doch nicht geschafft hat. Aber fast am wichtigsten ist die Auszeit.

Wenn Sie Tag und Nacht daran arbeiten, nicht in Ihre alten Gewohnheiten zu verfallen, dann wird die Motivation auch schnell verschwinden. Irgendwann ist jede einmal Batterie leer. Deshalb: Gönnen Sie sich eine Auszeit (Mai, 2021). Denken Sie daran, dass es nicht immer nur aufwärts gehen wird. Es gibt Phasen, in denen die Erfolge stagnieren und nichts mehr geht. In solchen Momenten zählt Ihre Zielstrebigkeit besonders. Bleiben Sie am Ball, denn nach dem Regen kommt der Sonnenschein.

# Must-Have

Da wir nun einmal durch den kompletten Prozess der kognitiven Umstrukturierung durch sind, soll es in diesem Abschlusskapitel um die Vermittlung von Fertigkeiten und Kompetenzen gehen. Kompetenz- und Fähigkeitsvermittlung ist oftmals ein Teil der Therapie. Dabei versucht der Therapeut, über Fragen herauszufinden, welche Kompetenzen und Fähigkeiten bei Ihnen aufgebaut und gefördert werden können und Ihnen damit bei Ihrer Problembewältigung helfen.

Das Kapitel heißt „Must-Have“, weil es hier um Kompetenzen und Fertigkeiten geht, die Sie unbedingt besitzen sollten, um Ihre Reise erfolgreich zu bestreiten. Da es aber unmöglich ist, dieses Buch für jeden individuell zu schreiben, konzentriert sich die Kompetenz- und Fähigkeitsvermittlung auf die vier am häufigsten benötigten: Resilienz, Achtsamkeit, Aufmerksamkeit und Problemlösefähigkeiten. Die folgenden Unterkapitel geben Ihnen wertvolle Tipps an die Hand, die Ihnen helfen, Ihre Problembereiche besser wahrzunehmen, zu analysieren und zu bewältigen.

## TIPPS ZUR STÄRKUNG DER RESILIENZ

Unter Resilienz versteht man die Widerstandskraft eines Individuums, sich trotz ungünstiger Lebensumstände und kritischer Lebensereignisse erfolgreich zu entwickeln (Hogrefe AG, 2021). Vielleicht kennen Sie Personen in Ihrem Umfeld, die schon viele Schicksalsschläge erlitten haben, aber trotzdem immer wieder aufstehen. Diese Menschen bezeichnet man als resilient.

Falls Sie nicht wissen, ob Sie resilient sind oder nicht, dann habe ich einen Fragebogen für Sie vorbereitet. Dieser nennt sich „Die Resilienzskala“ und ist ein Fragebogen zur Erfassung der psychischen Wider–standsfähigkeit als Personenmerkmal. Der Fragebogen, den Sie bearbeiten können, ist die Kurzform, die aus 13 Aussagen besteht. Ihre Aufgabe besteht darin, jede Aussage aufmerksam zu lesen und anzukreuzen, wie sehr die Aussage im Allgemeinen auf Sie zutrifft. Für das Ankreuzen steht Ihnen eine 7-stufige Skala von 1 (= Nein/Ich stimme nicht zu) bis 7 (= Ja/Stimme völlig zu) zur Verfügung. Unter der Tabelle mit den Aussagen finden Sie den Auswertungsschlüssel. Seien Sie bitte so ehrlich und schauen Sie sich diesen nicht vorher an. Sie wollen ja schließlich ein ehrliches Ergebnis erzielen.

Dann folgen nun die Aussagen:

| | 1 | 2 | 3 | 4 | 5 | 6 | 7 |
|---|---|---|---|---|---|---|---|
| 1. Wenn ich Pläne habe, verfolge ich sie auch | | | | | | | |
| 2. Normalerweise schaffe ich alles irgendwie. | | | | | | | |
| 3. Ich lasse mich nicht so schnell aus der Bahn werfen. | | | | | | | |
| 4. Ich mag mich. | | | | | | | |
| 5. Ich kann mehrere Dinge gleichzeitig bewältigen. | | | | | | | |
| 6. Ich bin entschlossen. | | | | | | | |
| 7. Ich nehme die Dinge, wie sie kommen. | | | | | | | |
| 8. Ich behalte an vielen Dingen Interesse. | | | | | | | |
| 9. Normalerweise kann ich eine Situation aus mehreren Perspektiven betrachten. | | | | | | | |
| 10. Ich kann mich überwinden, Dinge zu tun, die ich eigentlich nicht machen will. | | | | | | | |
| 11. Wenn ich in einer schwierigen Situation bin, finde ich gewöhnlich einen Weg heraus. | | | | | | | |

| | | | | | | | |
|---|---|---|---|---|---|---|---|
| 12. In mir steckt genügend Energie, um alles zu machen, was ich machen muss. | | | | | | | |
| 13. Ich kann es akzeptieren, wenn mich nicht alle Leute mögen. | | | | | | | |

***Anmerkung***. Aussagen von Leppert, Koch, Brähler & Strauß (2008).

Wenn Sie alle Antworten angekreuzt haben, dann ist es nun an der Zeit für die Auswertung. Rechnen Sie dafür einfach die angekreuzten Punktwerte zusammen. Wenn Sie bei Aussage eins eine drei angekreuzt haben und bei Aussage zwei eine sieben, dann rechnen Sie drei und sieben zusammen. Verfahren Sie so weiter bis zur letzten Aussage. Maximal können Sie 91 Punkte erreichen und minimal 13. Für die Interpretation ergibt sich folgendes Schema:

| **Punkte** | **Interpretation** |
|---|---|
| 13 - 66 | niedrige Resilienz |
| 67 - 72 | mittlere Resilienz |
| 73 - 91 | hohe Resilienz |

Wenn Sie noch mehr dazu wissen wollen, dann können Sie hier die Veröffentlichung der Forscher zur Resilienzskala lesen. Wenn sich Ihr Wert in einem niedrigen Bereich befindet, dann können Sie definitiv von den folgenden Tipps zur Stärkung der Resilienz profitieren.

**In Stresssituationen Ruhe bewahren.** Fangen Sie nicht gleich an, den Kopf zu verlieren, wenn einmal etwas nicht so läuft, wie es soll. Atmen Sie lieber durch und versuchen Sie, Ihren Kopf für einen Moment frei zu bekommen. Gewinnen Sie etwas Abstand zur Situation und betrachten Sie das Problem aus einer anderen Perspektive.

Suchen Sie sich Unterstützung von Freunden, Familie oder Bekannten, die Ihnen dabei helfen können, einen neutralen Blick auf die Situation zu werfen. Erfassen Sie die Stresssituation mit folgenden Fragen:

- Was genau verursacht den Stress?
- Wann tritt der Stress auf?
- Wo tritt der Stress auf?
- Was sind die Symptome für meinen Stress?
- Was brauche ich jetzt und was darf nicht passieren?
- Kommt der Stress von außen oder von innen?

(Prante, 2017)

Die Beantwortung der Fragen hilft Ihnen dabei, die Situation genau zu umreißen und zu verstehen, wo die Auslöser liegen und was Sie dagegen tun können. Eine kurze Hilfe bietet die Atemmeditation, die Sie im weiteren Verlauf des Kapitels noch finden werden.

**Trauen Sie sich ruhig etwas zu.** Wenn es zu einer Problemsituation kommt, dann müssen Sie nicht gleich den Kopf in den Sand stecken. Versuchen Sie, den Stress nicht als Bedrohung, sondern als Herausforderung zu sehen. Gehen Sie selbstbewusst in die Situation rein. Fokussieren Sie sich darauf, was Sie können, und vermeiden Sie schädliche Vergleiche mit anderen Menschen.

**Lernen Sie aus Krisen.** Es nicht unvermeidbar, dass uns Dinge passieren, die wir nicht geplant haben. Jeder geht einmal durch eine schlechte Zeit und danach geht es auch wieder bergauf. Sehen Sie Krisen als eine Lernlektion an, aus der Sie Vorgehensweisen für weitere Schwierigkeiten herausziehen können. Machen Sie sich immer wieder bewusst, dass Krisen kein Dauerzustand sind. Andererseits können Sie Krisen auch als Chance betrachten, endlich zu zeigen, was Sie wirklich draufhaben. Entfalten Sie Ihre vollkommene Stärke und Sie werden die anderen noch überraschen.

**Bleiben Sie flexibel.** Flexibilität meint in diesem Fall, dass Sie zwar einen genauen Fokus auf Ihre Ziele haben, aber sich nicht davon abbringen lassen, wenn einmal etwas dazwischenkommt. Denken Sie in eine andere Richtung und lösen Sie sich von dem altbekannten Strom, in dem alle schwimmen. Verlassen Sie einmal Ihre Komfortzone und betreten Sie neue Gebiete. Die neu gelernten Fähigkeiten können den Umgang mit Stresssituationen positiv beeinflussen.

## TIPPS ZUR ACHTSAMKEITSSTEIGERUNG

Achtsamkeit ist in der heutigen Welt so eine Sache. Wann haben Sie denn das letzte Mal eine Tätigkeit so richtig achtsam gemacht? Sich zum Beispiel jedem Handgriff beim Kaffee kochen bewusst gewesen oder darüber nachgedacht, wie sich der Boden unter den Füßen beim Laufen anfühlt? Dadurch, dass wir in einer hektischen Zeit leben und immer wieder von A nach B rennen müssen, gehen durch mangelnde Achtsamkeit viele Dinge einfach so verloren. Wenn wir während dem Essen nebenbei noch E-Mails schreiben oder eine Serie gucken, geht die Aufmerksamkeit auf das Essen beinahe völlig verloren.

Wir bekommen nicht mehr oder erst zu spät mit, wenn irgendwelche Probleme bestehen, weil wir viel zu sehr mit den Dingen um uns herum beschäftigt sind als mit uns selbst. Und dort kommt dann die Achtsamkeit ins Spiel, die sich nämlich (wieder) erlernen lässt. Achtsamkeit bedeutet nichts anderes, als die eigene Aufmerksamkeit mit Absicht und ohne Wertung auf das bewusste Erleben in einem gegenwärtigen Moment zu richten. Um den gegenwärtigen Moment bewusst zu erleben, müssen Sie das Hier und Jetzt in den Mittelpunkt rücken und nicht auf irgendwelche anderen Tätigkeiten (Heidenreich & Michalak, 2018).

Ich möchte Ihnen zwei Übungen vorstellen, die Sie durchführen können, um Ihre Achtsamkeit zu trainieren. Dabei ist es wichtig, wie die Definition schon sagt, den Augenblick nicht wertend wahrzunehmen. Das heißt, alle Bewusstseinsinhalte, die während der Übungen aufkommen, werden nicht nach gut oder schlecht bewertet. Nehmen Sie den Gedanken bewusst wahr und lassen Sie Ihn danach wieder los.

Die erste Übung ist die **Atemmeditation**. Das Meditieren kann Ihnen helfen, sich besser zu entspannen und Ihre Gedanken zu ordnen. Beginnen Sie in den ersten Sitzungen aber erst einmal damit, dass Sie sich nur auf Ihre Atmung konzentrieren. Alle anderen Erfahrungsbereiche können Sie später noch hinzufügen. Suchen Sie sich für Ihre Meditation einen ruhigen und bequemen Platz. Sie können sich auf das Bett setzen oder auch gleich vor dem Computer sitzen bleiben. Folgende Schritte werden dann durchlaufen:

1. Setzen Sie sich bequem hin und stellen Sie einen Wecker oder Ihr Handy auf 10 Minuten. Achten Sie aber vorher darauf, dass das Handy sonst keine Geräusche von sich gibt. Eine Sitzung von zehn Minuten ist für Einsteiger eine gute Anfangszeit. In späteren Sitzungen lässt sich diese Zeit beliebig verlängern.

2. Schauen Sie, dass Sie einigermaßen grade sitzen. Richten Sie Ihre Wirbelsäule auf. Lockern Sie alle Kleidung, die unbequem sitzt. Die Hände können Sie einfach in den Schoß legen oder auf die Knie. Schließen Sie dann Ihre Augen.

3. Beginnen Sie damit, fünfmal tief mit dem Bauch ein- und auszuatmen. Beim Einatmen hebt sich der Bauch und beim Ausatmen senkt sich der Bauch. Die tiefe Atmung dient dazu, dass Sie sich noch tiefer entspannen können.

4. Beobachten Sie nun einfach Ihren Atem, wie er an der Nasenspitze sanft ein- und ausströmen kann. Sonst müssen Sie gar nichts tun. Wenn Ihre Gedanken abdriften, dann nehmen Sie den Gedanken wahr und lassen ihn gleich wieder los. Kehren Sie danach wieder zu Ihrem Atem zurück. Anfangs werden die Gedanken wahrscheinlich häufig abdriften oder es stellt sich ein Gefühl der Langeweile ein. Das ist vollkommen normal. Seien Sie nicht so streng mit sich selbst. Kehren Sie für zehn Minuten immer wieder zu Ihrer Atmung zurück. Lassen Sie Ihre Augen geschlossen, bis der Wecker klingelt.

5. Nach den zehn Minuten ist die Sitzung schon beendet. Sie werden wie bei jeder Tätigkeit, die Sie zum ersten Mal machen, nicht sofort einen Effekt merken. Wichtig ist nur, dass Sie immer weiter üben und sich regelmäßig Zeit dafür nehmen.[2]

Die Dauer Ihrer Sitzung können Sie dann allmählich steigern, wenn Sie kein Gefühl der Langeweile mehr überkommt. Später kann die Meditation auch auf andere Erfahrungsbereiche ausgeweitet werden, wie zum Beispiel auf die Geräusche im Raum, das Wahrnehmen von Körperempfindungen, Gedanken oder Gefühlen. Ihre Atmung ist immer der „Ort“, an den Sie wieder zurückkehren können (Heidenreich & Michalak, 2018).

Eine zweite Übung ist der ***Body-Scan***. Dort treten Sie eine Reise durch Ihren Körper an, bei der Sie Ihre Körperteile wahrnehmen und erspüren. Anders als bei der Meditation wird diese Übung im Liegen ausgeführt. Sie liegen entspannt auf dem Rücken und spüren nacheinander in die einzelnen Körperteile hinein.

Auftretende Empfindungen werden auch hier ohne Wertung wahrgenommen. Wenn Ihnen das alleinige Spüren der Körperteile zu eintönig erscheint, können Sie diese auch für zwei bis drei Sekunden anspannen und dann wieder entspannen. Diese Übung nennt sich die Progressive Muskelrelaxation nach Jacobsen. In den folgenden Ausführungen finden Sie eine Anleitung für den „einfachen“ Body-Scan:

1. Legen Sie sich auf den Rücken und machen Sie es sich bequem. Sie liegen auf einer Matte oder einem Teppich auf dem Boden oder auch auf Ihrem Bett, jedenfalls an einem Ort, an dem es warm ist und Sie ungestört sind. Schließen Sie dann Ihre Augen.

2. Nehmen Sie sich ein paar Augenblicke Zeit und nehmen Sie Kontakt zu den

[2] Loibl (o. J.). Meditation lernen in 7 Schritten. Changenow.de. https://changenow.de/meditation-lernen/

Bewegungen Ihres Atems und zu den Empfindungen in Ihrem Körper auf. Wenn Sie so weit sind, richten Sie Ihre Aufmerksamkeit auf die Empfindungen in Ihrem Körper, vor allem auf die Empfindungen von Berührung und Druck, dort, wo Ihr Körper Kontakt zur Matte bzw. zum Bett hat. Erlauben Sie sich, bei jedem Ausatmen loszulassen und ein bisschen tiefer in den Boden oder das Bett zu sinken.

3. Erinnern Sie sich noch einmal daran, worum es bei diesen Übungen geht. Das Ziel besteht nicht darin, ein anderes Gefühl zu entwickeln, sich zu entspannen oder sich zu beruhigen, das kann entweder vorkommen oder auch nicht. Stattdessen besteht das Ziel der Übungen darin, so gut Sie es vermögen Ihre Aufmerksamkeit auf die Empfindungen zu lenken, die Sie entdecken, während Sie Ihre Aufmerksamkeit abwechselnd auf verschiedene Teile des Körpers richten.

4. Nun richten Sie Ihre Aufmerksamkeit auf die körperlichen Empfindungen in Ihrem Bauch. Nehmen Sie wahr, wie sich Ihr Bauch beim Einatmen hebt und beim Ausatmen senkt. Nehmen Sie sich ein paar Minuten Zeit, um diesen Empfindungen nachzuspüren, während Sie weiter ein- und ausatmen.

5. Nachdem Sie eine Verbindung zu den Empfindungen im Bauch hergestellt haben, lassen Sie den Fokus Ihrer Aufmerksamkeit das linke Bein hinunter wandern, bis hinein in den linken Fuß und zu den Zehen des linken Fußes. Richten Sie die Aufmerksamkeit abwechselnd auf jeden einzelnen Zeh des linken Fußes und bringen Sie behutsames Interesse mit, während Sie die Qualität der Empfindungen erforschen, die Sie dort vorfinden; vielleicht spüren Sie den Kontakt zwischen Ihren Zehen, ein Gefühl des Kitzelns, Wärme oder auch gar keine bestimmte Empfindung.

6. Bleiben Sie für ein paar Atemzüge mit Ihrer Aufmerksamkeit bei den Zehen.

7. Wenn Sie dazu bereit sind, lösen Sie beim Ausatmen die Aufmerksamkeit von Ihren Zehen und richten Sie sie auf die Empfindungen an Ihrer linken Fußsohle. Bleiben Sie auch hier mit Ihrer Aufmerksamkeit für ein paar Atemzüge. Nun erlauben Sie Ihrem Bewusstsein, sich auf den Rest des Fußes auszudehnen – auf das Fußgelenk und die Oberseite des Fußes bis hin zu den Knochen und einzelnen Gelenken. Dann atmen Sie etwas tiefer ein und richten den Atem auf den ganzen linken Fuß, während Sie ausatmend den Atem loslassen, lassen Sie auch den Fuß vollständig los und erlauben dem Fokus Ihrer Aufmerksamkeit, sich in den unteren Bereich des linken Beins zu bewegen – in die Wade, das Schienbein, das Knie usw., immer nacheinander.

8. Bringen Sie weiterhin den körperlichen Empfindungen in jedem Bereich des restlichen Körpers abwechselnd Ihre Aufmerksamkeit entgegen – hin zum oberen Bereich des linken Beins, zu den rechten Zehen, zum rechten Fuß, zum rechten Bein, zur Hüftgegend,

zum Rücken, zur Bauchgegend, zur Brust, zu den Fingern, zu den Händen, zu den Armen, zu den Schultern, zum Nacken, zum Kopf und zum Gesicht. Bringen Sie den gegenwärtigen körperlichen Empfindungen in jedem Bereich, so gut Sie es können, dasselbe Niveau der Aufmerksamkeit entgegen.

9. Wenn Ihnen Anspannung oder andere intensive Empfindungen in einem bestimmten Bereich des Körpers bewusst werden, können Sie in diese „hineinatmen", indem Sie das Einatmen behutsam dazu einsetzen, Ihre Aufmerksamkeit direkt auf diese Empfindungen zu lenken und ausatmend das Gefühl bekommen, sie zu lösen oder loszulassen.

10. Von Zeit zu Zeit werden Sie unweigerlich geistig von Ihrem Atem und Ihrem Körper abschweifen. Das ist vollkommen normal. Unser Geist tut so etwas nun einmal. Wenn Sie so etwas bemerken, lassen Sie es behutsam zu, beobachten Sie, wohin der Geist abgeschweift ist, und lenken Sie Ihre Aufmerksamkeit dann wieder sanft zu dem Körperteil, auf welchen Sie diese richten wollten.

11. Nachdem Sie auf diese Art den ganzen Körper „abgetastet" haben, verbringen Sie ein paar Minuten damit, sich Ihres Körpergefühls als Ganzem bewusst zu werden. Der Atem fließt dabei frei durch den Körper hinein und hinaus.

12. Kommen Sie am Ende der Übung mit der Aufmerksamkeit wieder in den Raum zurück, in dem Sie Ihre Reise durch den Körper starteten. Atmen Sie einmal tief ein und aus und öffnen Sie dann Ihre Augen. Strecken Sie sich einmal kräftig und stehen Sie dann, wenn Sie bereit dazu sind, auf.[3]

Nehmen Sie sich für den Body-Scan ruhig 30 bis 40 Minuten Zeit. Auch hier ist die große Herausforderung nicht die Übung an sich, sondern die Überwindung, sich dafür Zeit zu nehmen. Es gibt allerdings auch viele kleine Übungen, die Sie in Ihren Tagesablauf einbauen können. Hier finden Sie ein paar Beispiele:

- Eine Tasse Tee trinken und sich bei sich selbst bedanken.
- Eine Stunde reservieren, in der man sich nur um sich selbst kümmert.
- Eine Stunde pro Tag das Handy beiseitelegen.
- Dinge akzeptieren, die man nicht beeinflussen kann.
- Einen langen Spaziergang machen.

[3] Anleitung in Anlehnung an Heidenreich & Michalak, 2018, S. 459– 460; im Original von Segal et al. (2002).

- Sich ein heißes Bad oder eine lange Dusche gönnen.
- Auch einmal Nein-Sagen, wenn man merkt, dass man etwas nicht tun möchte.
- Eine alltägliche Aktivität, wie zum Beispiel Zähne putzen, vollkommen bewusst ausführen und über jeden Schritt nachdenken.
- Ins Bett gehen, wenn man müde ist, auch wenn es noch „zu früh" erscheint.
- In den Spiegel schauen und sagen, was man an sich schön findet.
- Drei positive Eigenschaften von sich selbst aufschreiben.
- Darüber nachdenken, wie man sich die letzten Jahre positiv verändert hat.
- Am Ende des Tages drei Dinge aufschreiben, für die man dankbar ist.

Berliner Journalisten Verlagsgesellschaft. (o. J.)

## TIPPS ZUR ERHÖHUNG DER AUFMERKSAMKEIT

Eng verwandt mit der Achtsamkeit ist die Aufmerksamkeit. Im Bereich der Aufmerksamkeit geht es darum, welchen Fokus Sie auf welche Dinge legen. In unserem Fall liegt der Fokus häufig auf unflexiblen und hartnäckigen Gedanken. Das Aufmerksamkeitstraining dient aber keineswegs der Vermeidung und Bewältigung von unangenehmen Gedanken, sondern ist ein Fertigkeitstraining (Korn, 2015). Die Aufmerksamkeit wird genauso wie die Achtsamkeit dazu benötigt, Problembereiche zu identifizieren.

Grundsätzlich lassen sich vier Arten von Aufmerksamkeit unterscheiden: die selektive Aufmerksamkeit, die geteilte Aufmerksamkeit, die visuell-räumliche Aufmerksamkeit und die Daueraufmerksamkeit. Selektive Aufmerksamkeit bedeutet, dass Sie den Fokus auf eine Sache richten und den Rest ausblenden. Bei der geteilten Aufmerksamkeit geht es um die Fähigkeit, zwei oder mehrere Dinge gleichzeitig zu beachten. Wenn die Aufmerksamkeit von Reizen außerhalb unseres Blickfeldes angezogen wird, dann spricht man von visuell-räumlicher Aufmerksamkeit (Goldstein, 2011).

Wenn Sie beispielsweise etwas am Computer schreiben und im Augenwinkel sehen, wie sich etwas bewegt, dann verschiebt Sie Ihre Aufmerksamkeit per Kopfbewegung an den Ort, wo Sie die Bewegung wahrgenommen haben. Andererseits lässt sich die Aufmerksamkeit auch durch das Hören verschieben, nämlich dann, wenn Sie beispielsweise in einem Restaurant sitzen und Ihr Gegenüber anschauen, aber dem Gespräch am Nachbartisch lauschen.

Beides sind Anwendungen der visuell-räumlichen Aufmerksamkeit. Zuletzt bleibt noch die Daueraufmerksamkeit. Selbsterklärend spricht man von Daueraufmerksamkeit, wenn man die Konzentration für einen längeren Zeitraum aufrechterhalten muss (HASOMED, 2019). Ein Beispiel für eine solche Tätigkeit ist die Arbeit am Fließband oder das lange Autofahren bei Nacht.

Unsere Aufmerksamkeit wird durch die Dauerbeschallung von Handy, Fernsehen, Radio, Computer, Laptop und Tablet maßgeblich beeinträchtigt. Viele junge Leute (vielleicht auch ältere) kennen es wahrscheinlich von sich selbst: Man schaut einen Film, ist nebenbei aber noch am Handy.

Dieses Phänomen nennt man *Media-Multitasking*. Es ist natürlich gut, mehrere Dinge gleichzeitig zu können, aber die Leistung leidet erheblich darunter. Das zeigen zum Beispiel Überblicksartikel, die mehrere Studien zum Thema Media-Multitasking unter die Lupe genommen haben. Personen, die sehr viel Media-Multitasking betreiben, zeigen schlechtere Leistungen in Aufgaben, die eine zielgerichtete Aufmerksamkeit erfordern (Uncaphera & Wagner, 2018).

Da Sie nicht nur ein, sondern wahrscheinlich mehrere Ziele fokussiert und zielstrebig bearbeiten wollen, ist es wichtig, die Aufmerksamkeit auch einmal wieder auf eine einzige Sache zu lenken. Es sind hierbei die kleinen Übungen, die schon einen großen Unterschied machen können.

**Ein Buch lesen**. Wann haben Sie das letzte Mal ein Buch gelesen, und zwar ohne die Ablenkung durch zusätzliche Musik oder Ähnliches? Ist vielleicht schon ein bisschen her, oder? Fangen Sie wieder an, mehr zu lesen. Beginnen Sie klein, mit fünf Seiten pro Tag, und steigern Sie sich dann immer mehr. Achten Sie darauf, dass Ihre Aufmerksamkeit nur auf die gedruckten Wörter fokussiert ist.

**Handy-Verbot**. Passend zum Media-Multitasking können Sie sich vornehmen, das Handy während des Film- oder Serienschauens wegzulegen. Wenn es ganz schlimm ist, dann legen Sie das Handy in einen anderen Raum und nehmen es erst wieder in die Hand, wenn Film oder Serie beendet ist.

**Zeitung lesen**. Um ein bisschen Variation reinzubringen, können Sie sich selbst die Aufgabe stellen, in der Zeitung immer wieder ein bestimmtes Wort zu unterstreichen, zu markieren oder einzukreisen. Geeignete Wörter sind alle Personalpronomen (ich, du, er, sie, es, wir, ihr, sie) und Nebensatzverbindungen (aber, oder, und). Das fördert sowohl die selektive als auch die Daueraufmerksamkeit.

**Rückwarts oder mit der anderen Hand schreiben**. Nehmen Sie sich ein Blatt Papier und versuchen Sie, einfache Wörter, wie Apfel, Ball, Zitrone, Hund, Katze, Maus und so weiter, rückwärts oder mit der linken Hand zu schreiben. Da wir das Schreiben vor einer ganzen Weile gelernt haben, erfordert es nicht mehr so viel Aufmerksamkeit. Wenn Sie die Wörter rückwärts aufschreiben, müssen Sie allerdings darüber nachdenken, wie das Wort denn überhaupt geschrieben wird. Alternativ zum Aufschreiben können Sie die Wörter auch im Kopf buchstabieren.

**Löcher in die Luft starren**. Schauen Sie einen beliebigen Gegenstand in Ihrer Umgebung einfach für eine ganze Weile an. Machen Sie nichts anderes, außer starren und atmen. Denken Sie nicht, wippen Sie nicht mit dem Fuß und versuchen Sie, Geräusche auszublenden. Das Starren wirkt wie eine Art Kurzzeitmeditation und Sie finden danach wieder mehr Konzentration für Ihre Aufgaben.

Im Internet gibt es auch einige Plattformen, die Aufmerksamkeitstrainings online zur Verfügung stellen. Ein Beispiel ist CogniFit. Dort finden Sie Aufmerksamkeitsspiele und können Ihre kognitiven Fähigkeiten auf die Probe stellen.

## TIPPS ZUR VERBESSERUNG DER PROBLEMLÖSEFÄHIGKEIT

Problemlösungen brauchen wir so ziemlich den ganzen Tag. Sei es morgens, wenn das Marmeladenglas nicht aufgeht, auf der Arbeit, wenn ein neues Projekt bevorsteht oder am Abend, wenn man nach Hause kommt und die Haustür klemmt.

In der Fachsprache spricht man von problemlösendem Denken, wenn „Lücken in einem Handlungsplan" gefüllt werden, die „nicht routinemäßig ersetzt werden" können. Um problemlösendes Denken anzuwenden, „wird eine gedankliche Repräsentation erstellt, die den Weg vom Ausgangs- zum Zielzustand überbrückt" (Funke, 2003, S. 25).

Dabei können wir uns für einen altbekannten oder einen neuen Weg entscheiden. Ein Problemlösetraining kann helfen, um seine eigene Problemlöseeffizienz zu verbessern. Am Ende soll erreicht werden, dass ein System vorhanden ist, anhand dessen Personen ihre Probleme besser lösen können. Dazu wird ihnen die Struktur des Problemlösens beigebracht, die sich auf jedes einzelne Problem anwenden lässt. So sieht die Struktur aus:

1. Problem- und Zieldefinition
2. Entwicklung von Lösungsmöglichkeiten
3. Bewertung von Lösungsmöglichkeiten
4. Entscheidungsprozess

5. Lösungsumsetzung

6. Rückblick und Bewertung

(Hahlweg & Kaiser, 2018)

Nähere Erläuterungen zu den einzelnen Schritten erhalten Sie auf dem **Arbeitsblatt 18: Problemlösebogen**. Falls Schwierigkeiten beim Problemlösen bestehen, wird empfohlen, die Probleme mithilfe eines Problemlösebogens zu bearbeiten.

Folgende Tipps helfen Ihnen dabei, generell besser mit Ihren Problemen umzugehen:

**Was du heute kannst besorgen, das verschiebe nicht auf morgen**. Probleme sind kein Käse und werden nicht besser, wenn man sie eine Weile liegen lässt. Meist können sie dadurch sogar noch schlimmer werden, weil durch ein Problem gleich das nächste entsteht. Man spricht hierbei von einem Domino-Effekt. Fangen Sie sofort an, das Problem zu bearbeiten, und laufen Sie nicht davor weg.

**Keine Panikmache.** Wie für die meisten Dinge gilt auch hier: Erst einmal Ruhe bewahren. Machen Sie nicht gleich aus der Mücke einen Elefanten. Treten Sie ein Stück zurück und blicken Sie in der „Erzählerperspektive", also von oben herab, auf das Problem. Sammeln Sie Gedanken und Ideen, die zur Problemlösung beitragen, und achten Sie auf ein strukturiertes Vorgehen.

**Den Anfang finden**. Viele Probleme erscheinen so groß. Man sieht keinen Anfang und kein Ende. Schreiben Sie am besten auf, wo das Problem liegt und welche Faktoren dort alles mit reinspielen. Womöglich erkennen Sie dort Punkte, die sich gegenseitig beeinflussen, wobei eine Problemlösung auch gleich zur Lösung eines anderen Problems beiträgt. Ebenfalls wieder der Domino-Effekt.

**Orientieren an der Lösung und nicht am Problem.** Wenn in Ihrem Kopf ständig herumschwirrt, dass ein Problem besteht, werden Sie höchstwahrscheinlich nie zur Ruhe kommen. Überlegen Sie sich deshalb eine oder mehrere Lösungsstrategien, an denen Sie sich festhalten können.

**Positiv bleiben**. Wie ein Trauerkloß der Zeit ohne Probleme nachzutrauern, wird Ihr Problem auch nicht lösen. Fokussieren Sie sich auf die positiven Seiten im Leben, die trotz eines aufkommenden Problems nicht verloren gehen. Nehmen Sie Rückschläge auch nicht zu hart, sondern sehen Sie diese als Lektionen an, aus denen Sie Lösungen für weitere Probleme generieren.

Bedenken Sie, dass die Problemlösefähigkeit sich nach einiger Zeit stabilisiert und automatisiert. Vorhergehende Probleme dienen dem Einüben der Problemlösestruktur. Irgendwann wird es so weit sein, dass Sie Zusammenhänge zwischen Problemen erkennen werden und für die Lösung auf bekannte Schemata zurückgreifen können. Halten Sie sich immer vor Augen: Irgendwann wird es leichter.

# Jede Reise hat ein Ende

Sie haben nun alle Grundlagen zur Entstehung und Aufrechterhaltung von dysfunktionalen Gedanken gelernt. Von den psychologischen Aspekten bis hin zu den Vorgängen im Gehirn haben Sie erfahren, warum es so schwer ist, das Denken als Gewohnheit zu unterlassen. Die Fähigkeit zum Erstellen und Einüben neuer funktionalerer Gedanken runden Ihr Wissen im Bereich der kognitiven Verhaltenstherapie ab.

Die praktischen Übungen haben Ihnen einen großen Methodenkoffer an die Hand gegeben, der prall gefüllt ist mit allen möglichen Tipps und Übungen, damit Sie bestens ausgerüstet sind, um Ihre Gedanken zu bezwingen.

Jede Reise beginnt mit einem ersten Schritt und hat auch irgendwann einmal ein Ende. Den ersten Schritt haben Sie schon getan, indem Sie diesen Ratgeber in die Hand genommen haben. Die Reise, die Ihnen nun bevorsteht, wird Ihnen einiges abverlangen. Stellen Sie sich vor, Sie sind ein Ritter, der seine Rüstung anlegt und dann in die Schlacht zieht. Sie müssen dazu bereit sein, die Gedanken, die Sie gewohnt sind, aufzugeben, um die Gedanken zu haben, die Sie sich wünschen.

Der Termin für das Ende der Reise ist unbekannt, aber das Ziel ist es nicht. Es wird immer wieder Situationen geben, die Sie zum Verfallen in Ihre alten Denkmuster locken wollen, aber Sie bleiben am Ball und sagen „Nein!“. Schauen Sie auf Ihre Erfolge zurück und seien Sie stolz auf das, was Sie erreicht haben.

Bleiben Sie standhaft und halten Sie Ihre Motivation immer aufrecht, die rationaleren Alternativen den dysfunktionalen Denkmustern vorzuziehen, denn wie man so schön sagt: „Der Mensch ist ein Gewohnheitstier.“

# Was soll das denn sein? – Wörterlexikon für unklare Begriffe

| | |
|---|---|
| Agoraphobie | Gehört zur Gruppe der Angststörungen und meint eine Angst in Situationen ohne Fluchtmöglichkeiten. Dabei werden die angstauslösenden Situationen aktiv gemieden. Die Angst ist übertrieben und unangemessen und führt zu Leidensdruck und Beeinträchtigungen im Alltag. |
| Angststörung | Es gibt nicht „die eine Angststörung", sondern der Begriff Angststörung fasst eine ganze Gruppe an Störungen zusammen. Folgende Störungen gehören dazu: Störung mit Trennungsangst, Selektiver Mutismus, Spezifische Phobie, → Soziale Phobie, → Panikstörung, → Agoraphobie, Generalisierte Angststörung, Substanz-/Medikamenteninduzierte Angststörung, Angststörungen aufgrund eines anderen medizinischen Krankheitsfaktors, andere näher bezeichnete Angststörung und nicht näher bezeichnete Angststörung. |
| Anorexia Nervosa | ist ein Störungsbild der Kategorie „Fütter- und Essstörungen". Typisch sind ein dauerhaft geringes Körpergewicht, Angst vor der Gewichtszunahme und Wahrnehmungsstörungen bezüglich der Figur. Das ganze Leben eines Betroffenen dreht sich nur um das Essen.<br><br>Umgangssprachlich: Anorexie |
| Beck, Aaron Temkin | begann seine Arbeit mit der Forschung zur Depression. Ist der Begründer der kognitiven Therapie. |
| Behaviorismus | beschäftigt sich damit, das Verhalten von Menschen und Tieren zu beobachten und zu erklären. |
| Bulimia Nervosa | ist ein Störungsbild der Kategorie „Fütter- und |

| | |
|---|---|
| | Essstörungen". Typisch sind wiederkehrende Essanfälle, bei denen mehr Nahrung zu sich genommen wird, als andere unter vergleichbaren Umständen zu sich nehmen würden. Es kommt zu einem Kontrollverlust und zu wiederholten kompensatorischen Maßnahmen, um eine Gewichtszunahme zu unterbinden (z. B. Erbrechen, Abführmittel).<br>Umgangssprachlich: Bulimie, Ess-Brech-Sucht |
| Burnout | gekennzeichnet durch emotionale Erschöpfung mit hoher Belastung, Zeitdruck, Schichtarbeit und überfordernden Sozialkontakten in Kombination mit einem Verlust an Arbeitsengagement. Ungleichgewicht führt dazu, dass Betroffene regelrecht „ausbrennen". |
| Depression | ist ein Störungsbild der Kategorie „Depressive Störungen" und steht umgangssprachlich für das Störungsbild der Major Depression. Typisch sind Traurigkeit, gedrückte Stimmung und Antriebslosigkeit, die das Leben von Betroffenen erheblich beeinflussen und mit großem Leidensdruck einhergehen. Um von einer Major Depression zu sprechen, müssen die Symptome über mindestens zwei Wochen bestehen. |
| Ellis, Albert | war ein amerikanischer Psychotherapeut, der die Rational-Emotive Therapie entwickelte. Sein Therapieansatz leitete die kognitive Wende ein. |
| Empirie/empirisch | aus Beobachtung der Natur gewonnenes Datenmaterial und dessen Auswertung samt Schlussfolgerungen auf eine allgemeine Wahrheit. |
| Erleben | ist neben dem Verhalten der zweite Gegenstand der Psychologie. Umfasst das Bewusstsein, Emotionen, Erlebnisse, Kognitionen, Vorstellungen und die Wahrnehmung. |
| Essstörung | Es gibt nicht „die eine Essstörung", sondern der Begriff Essstörung fasst eine ganze Gruppe an Störungen zusammen. Folgende Störungen gehören dazu: Pica, |

| | |
|---|---|
| | Ruminationsstörung, Störung mit Vermeidung oder Einschränkung der Nahrungsaufnahme, → Anorexia Nervosa, → Bulimia Nervosa und die Binge-Eating-Störung. |
| Et al. | Abkürzung für et alii und steht für „und andere". In den Wissenschaften wird die Et-al-Regel zum Abkürzen der Autorenschaft von Experimenten und Studien genutzt. |
| Familientherapie | Die Familie wird bei der Lösung von Problemen und der Behandlung von Störungen mit eingebunden.<br>Synonym: systemische Therapie |
| Gegenstand der Psychologie | bezeichnet das, was die Psychologie in der jeweiligen Forschungsrichtung untersucht. Der Gegenstand der Psychologie selbst ist das Erleben und Verhalten der Menschen. |
| Gesund | beschreibt angemessene und förderliche Verhaltensweisen, Gedanken oder Gefühle. |
| Klient | Von Klienten ist meist in der humanistischen Psychotherapie die Rede und es betont dabei die Arbeit des Klienten an sich selbst sowie die Förderung seiner Autonomie. Im „Gegensatz" dazu steht der → Patient. |
| Kognitiv | Bezeichnet alle Funktionen, die die Wahrnehmung, das Lernen, das Erinnern, das Denken und die Aufmerksamkeit betreffen. |
| Konditionierung, instrumentelle | Eine Lernform, bei der ein Verhalten durch Verstärkung oder Bestrafung häufiger oder seltener auftritt. |
| Konditionierung, klassische | Hier werden Assoziationen zwischen Reizen oder zwischen Reizen und Reaktionen durch wiederholte Kopplung gelernt. Dabei wird ein ursprünglich neutraler Reiz durch die Kombination mit einem unkonditionierten Reiz zu einem konditionierten Reiz. |

| | |
|---|---|
| Konditionierung, operante | → siehe Konditionierung, instrumentelle |
| Körperdysmorphe Störung | Ist ein Störungsbild der Kategorie „Zwangsstörung und verwandte Störungen“. Typisch ist eine intensive Beschäftigung mit eingebildeten oder geringfügigen körperlichen Entstellungen oder Missbildungen. Dabei treten in Reaktion auf die Befürchtungen wiederholende Verhaltensweisen auf (z. B. in den Spiegel schauen, übermäßige Körperpflege). |
| Meichenbaum, Donald | ist ein amerikanischer Psychotherapeut, der das Selbstinstruktionstraining oder das Stressimpfungstraining entwickelte. Dabei nimmt er an, dass Selbstgespräche dazu beitragen, dass man besser mit Stress und Ängsten umgehen kann. |
| Panikattacken | sind plötzliche und spontan auftretende, zeitlich begrenzte Zustände, die mit starker Angst, körperlichen Reaktionen (z. B. Schwitzen) und kognitiven Symptomen (z. B. Angst, zu sterben) verbunden sind. Eine Panikattacke ist keine alleinstehende Störung, sondern nur ein Symptom der → Panikstörung. |
| Panikstörung | gehört zur Gruppe der Angststörungen und liegt vor, wenn<br>→ Panikattacken wiederholt und unerwartet auftreten. Betroffene machen sich Sorgen, dass die Panikattacken wieder auftreten können. |
| Patient | sind mit dem medizinischen Krankheitsmodell verbunden, in dem psychisches Leid als etwas objektiv Beschreibbares verstanden wird. Psychisches Leid wird nach Symptomlisten diagnostiziert und kann durch psychologische Interventionen geheilt werden. |
| Pavlov, Ivan | Iwan Petrowitsch Pawlow oder Pavlov war ein Mediziner, der durch einen Zufallsbefund bei der Untersuchung der Verdauung von Hunden das möglicherweise bekannteste Experiment zur → klassischen |

| | |
|---|---|
| | Konditionierung durchführte. Er beobachtete, dass der Speichelfluss bei Hunden durch ein Glockenläuten ausgelöst werden kann, wenn das Futter in Kombination mit dem Glockenklang wiederholt präsentiert wird. Für diese Erkenntnis erhielt er 1904 den Nobelpreis. |
| Persönlichkeitsstörungen | Es gibt nicht „die eine Persönlichkeitsstörung", sondern der Begriff Persönlichkeitsstörung fasst eine ganze Gruppe an Störungen zusammen. Persönlichkeitsstörungen werden anhand von Ähnlichkeiten in drei Hauptgruppen (Cluster) eingeordnet. Cluster A umfasst die Paranoide, Schizoide und Schizotype Persönlichkeitsstörung. Cluster B umfasst die Antisoziale, Borderline-, Histrionische und Narzisstische Persönlichkeitsstörung. Cluster C umfasst die Vermeidend-Selbstunsichere, Dependente und Zwanghafte Persönlichkeitsstörung. |
| Positive Psychologie | Die positive Psychologie ist die wissenschaftliche Untersuchung dessen, was das Leben lebenswerter macht. Sie geht davon aus, dass alle Menschen ein erfülltes Leben führen und ihrem Leben einen Sinn geben wollen. Weiterhin sollen Menschen daran interessiert sein, ihre guten Seiten zu entwickeln und damit auch sich Selbst. Die positive Psychologie soll vor allem dabei helfen, die Faktoren zu entdecken und zu unterstützen, die jedem Einzelnen und jeder Gemeinschaft helfen, aufzublühen. |
| Posttraumatische Belastungsstörung | gehört zur Gruppe der Trauma- und belastungsbezogenen Störungen. Kann nach einem traumatischen Ereignis auftreten. Dabei spielt es keine Rolle, ob das traumatische Ereignis selbst erlebt oder bei anderen beobachtet wurde. |
| Psychoanalyse | von Sigmund Freud entwickeltes Psychotherapieverfahren. Dabei wird das Unbewusste erforscht und durch spezielle Verfahren bewusst gemacht. Man geht davon aus, dass unbewusste psychische Vorgänge einen großen Einfluss auf das Denken, Erleben und Verhalten haben. |

| | |
|---|---|
| Schizophrenie | gehört zur Kategorie des Schizophrenie-Spektrums und anderen psychotischen Störungen. Es liegt eine fehlende Koordination der emotionalen, kognitiven und Willensprozesse vor. Typisch sind unter anderem Wahn, Halluzinationen, Sprechstörungen, Apathie und desorganisiertes Verhalten. |
| Skinner, Burrhus Frederic | war ein wichtiger Vertreter des → Behaviorismus. In seinen Experimenten untersuchte er mit der sogenannten „Skinner-Box“, wie das Verhalten durch seine Konsequenzen kontrolliert wird. |
| Somatoforme Störungen | Es gibt nicht „die eine somatoforme Störung“, sondern der Begriff somatoforme Störungen fasst eine ganze Gruppe an Störungen zusammen. Die Gruppe nennt sich: Somatische Belastungsstörung und verwandte Störungen. Folgende Störungen gehören dazu: Somatische Belastungsstörung, Krankheitsangststörung, Konversionsstörung, Psychologische Faktoren, die eine Körperliche Krankheit beeinflussen, Vorgetäuschte Störung, andere näher Bezeichnete Somatische Belastungsstörung und verwandte Störungen sowie nicht näher bezeichnete Somatische Belastungsstörung und verwandte Störungen. Typisch für alle Störungen sind körperliche Symptome und/oder Beschwerden, für die von Ärzten keine ausreichenden organischen Ursachen gefunden werden können. |
| Soziale Phobie | gehört zur Gruppe der Angststörungen und meint eine Angst im Rahmen von Interaktionen oder in Situationen, in denen der Betroffene unter einem Leistungsdruck steht. Besonders typisch ist die Befürchtung vor negativen Bewertungen durch andere und die Angst, ausgelacht zu werden. Angstauslösende Situationen werden aktiv gemieden.<br><br>Synonym: Soziale Angststörung, Sozialphobie |
| Therapie | ist die Behandlung von seelischen Problemen mit psychologischen Mitteln, wie Gesprächen oder Trainings. |

| | |
|---|---|
| Thorndike, Edward Lee | führte Tierexperimente im Bereich der → operanten Konditionierung durch. Seine Experimente führten zur Formulierung des Effektgesetzes. |
| Ungesund | beschreibt unangemessene und schädliche Verhaltensweisen, Gedanken oder Gefühle. |
| Verhalten | umfasst alles, was man tut oder nicht tut; quasi alle Reaktionen, die man von außen sehen kann. |
| Zwangsstörung | ist ein Störungsbild der Kategorie „Zwangsstörung und verwandte Störungen“. Sie ist gekennzeichnet durch spontan auftretende, angstauslösende Gedanken und einen starken inneren Drang. Der Drang bezieht sich auf Gedanken und/oder Verhaltensweisen und ist damit verbunden, bestimmte Dinge noch einmal zu tun und/oder zu überprüfen. Beispiele für Problembereiche sind: Waschen, Kontrollieren, Zählen, Beten, Ordnen etc. |

# Literaturverzeichnis


Abel, U., & Hautzinger, M. (2013). *Kognitive Verhaltenstherapie bei Depressionen im Kindes- und Jugendalter.* Springer.

Amabile, T., & Kramer, S. (2011). *The Progress Principle: Using Small Wins to Ignite Joy, Engagement, and Creativity at Work.* Harvard Business Review.

Amboss (2021). *Lernen, Kognition und Entwicklung.* https://www.amboss.com/de/wissen/Lernen,_Kognition_und_Entwicklung

American Psychiatric Association (APA). (2015). Angststörungen. In *Diagnostisches und Statistisches Manual Psychischer Störungen DSM-5* (Deutsche Ausgabe herausgegeben von P. Falkai & H.-U. Wittchen) (S. 255–317). Göttingen, Deutschland: Hogrefe.

American Psychiatric Association (APA). (2015). Depressive Störungen. In *Diagnostisches und Statistisches Manual Psychischer Störungen DSM-5* (Deutsche Ausgabe herausgegeben von P. Falkai & H.-U. Wittchen) (S. 209–484). Göttingen, Deutschland: Hogrefe.

American Psychiatric Association (APA). (2015). Fütter- und Essstörungen. In *Diagnostisches und Statistisches Manual Psychischer Störungen DSM-5* (Deutsche Ausgabe herausgegeben von P. Falkai & H.-U. Wittchen) (S. 449–317). Göttingen, Deutschland: Hogrefe.

American Psychiatric Association (APA). (2015). Persönlichkeitsstörungen. In *Diagnostisches und Statistisches Manual Psychischer Störungen DSM-5* (Deutsche Ausgabe herausgegeben von P. Falkai & H.-U. Wittchen) (S. 883–940). Göttingen, Deutschland: Hogrefe.

American Psychiatric Association (APA). (2015). Schizophrenie-Spektrum und andere psychotische Störungen. In *Diagnostisches und Statistisches Manual Psychischer Störungen DSM-5* (Deutsche Ausgabe herausgegeben von P. Falkai & H.-U. Wittchen) (S. 117–165). Göttingen, Deutschland: Hogrefe.

American Psychiatric Association (APA). (2015). Somatische Belastungsstörung und verwandte Störungen. In *Diagnostisches und Statistisches Manual Psychischer Störungen DSM-5* (Deutsche Ausgabe herausgegeben von P. Falkai & H.-U. Wittchen) (S. 421–447). Göttingen, Deutschland: Hogrefe.

American Psychiatric Association (APA). (2015). Trauma- und belastungsbezogene Störungen. In *Diagnostisches und Statistisches Manual Psychischer Störungen DSM-*

*5* (Deutsche Ausgabe herausgegeben von P. Falkai & H.-U. Wittchen) (S. 361–396). Göttingen, Deutschland: Hogrefe.

American Psychiatric Association (APA). (2015). Zwangsstörung und verwandte Störungen. In *Diagnostisches und Statistisches Manual Psychischer Störungen DSM-5* (Deutsche Ausgabe herausgegeben von P. Falkai & H.-U. Wittchen) (S. 319–359). Göttingen, Deutschland: Hogrefe.

Beck, A. T., Rush, A. J., Shaw, B. F., & Emery, G. (1981). *Kognitive Therapie der Depression.* Urban & Schwarzenberg.

Beck, J. S. (2013). *Praxis der kognitiven Verhaltenstherapie: Mit Online-Materialien* (2. Auflage). Beltz.

Becker, F. (2019). *Mitarbeiter wirksam motivieren: Mitarbeitermotivation mit der Macht der Psychologie.* Springer.

Bentz, D., Michael, T., & Margraf, J. (2009). Konfrontation und Exposition. *Psychiatrie und Psychotherapie up2date, 3*, 409–428. https://doi.org/10.1055/s-0029-1223376

Berking, M. (2012). Ursachen psychischer Störungen. In H. U. Wittchen & J. Hoyer (Hrsg.), *Klinische Psychologie und Psychotherapie* (2. Auflage, S. 19–28). Springer.

Berking, M., & Radkovsky, A. (2012). Unipolare Depression. In M. Berking & W. Rief (Hrsg.). *Klinische Psychologie und Psychotherapie für Bachelor, Band 1* (S. 29–48). Springer.

Berliner Journalisten Verlagsgesellschaft. (o. J.). *24 Aufgaben/Übungen für mehr Achtsamkeit und Selbst-Fürsorge im neuen Jahr 2021.* Women at Work. https://women-at.work/24-aufgaben-uebungen-fuer-mehr-achtsamkeit-und-selbst-fuersorge-im-neuen-jahr-2021/

Birbaumer, N., & Schmidt, R. F. (2010). *Biologische Psychologie* (7. Auflage). Springer.

Bittrich, K., & Blankenberger, S. (2011). *Experimentelle Psychologie: Experimente planen, realisieren, präsentieren.* Beltz.

Bleichhardt, G. (2012). Somatoforme Störungen. In M. Berking & W. Rief (Hrsg.). *Klinische Psychologie und Psychotherapie für Bachelor, Band 1* (S. 143–152). Springer.

Böhmig, H. E., Hoenecke, C., Deeg, H., Harbrucker, F., Schaff, M., & Sylvester, T. (2006). „Moralentwicklung und Moralerziehung nach Lawrence Kohlberg" als Thema in der Lehrerausbildung, Skript. Berliner Bildungsserver. https://docplayer.org/71560-Moralentwicklung-und-moralerziehung-nach-lawrence-kohlberg-als-thema-in-der-lehrerausbildung-ein-arbeitspapier.html

Boller, G. (o. J.). *Wie du lernst Dinge weniger persönlich zu nehmen – Mit 16 ultimativen Tipps.* Kopfentstricker. https://kopfentstricker.com/dinge-weniger-persoenlich-nehmen/

Branch, R., & Willson, R. (2013). *Kognitive Verhaltenstherapie für Dummies.* Wiley.

Butler, A. C., Chapman, J. E., Forman, E. M., & Beck, A. T. (2005). The empirical status of cognitive-behavioral therapy: A review of meta-analyses. *Clinical Psychology Review, 26,* 17–31. https://doi.org/10.1016/j.cpr.2005.07.003

Cal, Y. (2012). Persönlichkeitsstörungen. In M. Berking & W. Rief (Hrsg.). *Klinische Psychologie und Psychotherapie für Bachelor, Band 1* (S. 163–172). Springer.

Carter, W. (2020). *Kognitive Verhaltenstherapie für Anfänger: Wie du mit diesen 10 effektiven Techniken aus der Psychologie erfolgreich deine kognitive Dissonanz überwindest und wieder zurück ins Leben findest - inkl. 4 Wochen Power-Programm.* Selbstverlag.

CogniFit (o. J.). *Spiele zum Training der Aufmerksamkeit und Konzentration.* https://www.cognifit.com/de/aufmerksamkeit-training-spiele

Corrieri, L. (2020). *Et al. zitieren & Bedeutung.* Scibbr. https://www.scribbr.de/richtig-zitieren/et-al/

Cunningham, C., Jackson, P., Walsh, F., Weiner, Z. (Produzenten) & Jackson, P. (Regisseur). (2012). Der Hobbit: Eine unerwartete Reise [Film]. Neuseeland, USA: Metro-Goldwyn-Mayer Pictures, New Line Cinema, WingNut Films.

Davis, M. (1974). Sensitization of the rat startle response by noise. *Journal of Comparative and Physiological Psychology, 87,* 571–581. https://doi.org/10.1037/h0036985

Davison, G. C., Neale, J. M., & Hautzinger, M. (2016). *Klinische Psychologie* (8. Auflage). Beltz.

de Jong-Meyer, R. (2018). Kognitive Verfahren nach Beck. In J. Margraf & S. Schneider (Hrsg.), *Lehrbuch der Verhaltenstherapie, Band 1* (4. Auflage, S. 499–514). Springer.

Deutsche Gesellschaft für Psychologie (2017). *Leitlinien.* Fachgruppe Klinische Psychologie und Psychotherapie der Deutschen Gesellschaft für Psychologie. http://www.klinische-psychologie-psychotherapie.de/index.php/leitlinien

Deutsche Stiftung Weltbevölkerung (2021). *Weltbevölkerung.*

https://www.dsw.org/weltbevoelkerung/

Dudenredaktion (Hrsg.). (o. J.). *Attribuieren*. Duden online. https://www.duden.de/node/15485/revision/15512

Dudenredaktion (Hrsg.). (o. J.). *Voreilig*. Duden online. https://www.duden.de/node/200497/revision/200533

Einsle, F., & Hummel, K. V. (2015). *Kognitive Umstrukturierung: Techniken der Verhaltenstherapie.* Beltz.

Ellis, A., & Hoellen, B. (2004). *Die Rational-Emotive Verhaltenstherapie. Reflexionen und Neubestimmungen (Leben Lernen 112).* Klett-Cotta.

Engelbrecht, S. (2011). *Lass los, was dich klein macht: Die sieben Schlüssel zu mehr Selbstwertgefühl.* Gräfe und Unzer Verlag.

EX-IN Curriculum (o. J.). *Ausbildungsprogramm für Psychiatrie-Erfahrene zur Qualifizierung als Ausbilder und als Genesungsbegleiter*. https://ex-in.info/materialien/

Fichtel, J. (o. J.). *Konstruktive Kritik: Richtig formulieren und besser annehmen.* Arbeits-abc.de. https://arbeits-abc.de/konstruktive-kritik/#So-formulieren-Sie-konstruktive-Kritik

Fischer, P., Jander, K., & Krueger, J. (2018). *Sozialpsychologie für Bachelor* (2. Auflage). Springer.

Freud-Institut Zürich (o. J.). *Was ist Psychoanalyse?.* http://www.freud-institut.ch/de/was-ist-psa/

Fuchs, U. (o. J.). *8 Gründe, warum Komplimente annehmen schwierig sein kann*. Praxis für inneres Erleben. https://www.muenchen-heilpraktiker-psychotherapie.de/blog-2/selbstbewusstsein/8-gruende-warum-komplimente-annehmen-schwierig-sein-kann.html

Funke, J. (2003). *Problemlösendes Denken.* Kohlhammer.

Gerrig, R. J., & Zimbardo, P. G. (2008). *Psychologie* (18. Auflage). Pearson.

Goldstein, E. B. (2011). *Cognitive Psychology. Connecting Mind, Research, and Everyday Experience* (3rd Edition). Cengage Learning.

Gould, R. A., Otto, M. W., & Pollack, M. H. (1995). A meta-analysis of treatment outcome for panic disorder. *Clinical Psychology Review, 8,* 819–844. https://doi.org/10.1016/0272-7358(95)00048-8

Grawe, K., Donati, R., & Bernauer, F. (1994). *Psychotherapie im Wandel. Von der Konfession zur Profession.* Hogrefe.

Güntürkün, O. (2012). *Biologische Psychologie* (Bachelorstudium Psychologie). Hogrefe.

Hahlweg, K., & Kaiser, A. (2018). Kommunikations- und Problemlösetraining. In J. Margraf & S. Schneider (Hrsg.), *Lehrbuch der Verhaltenstherapie, Band 1* (4. Auflage, S. 487–498). Springer.

HASOMED (2019). *RehaCom. Kognitive Therapie und Hirnleistungstraining.* HASOMED GmbH.

Hautzinger, M. (2008). Grundüberzeugungen ändern. In M. Linden & M. Hautzinger (Hrsg.), *Verhaltenstherapiemanual* (6. Auflage, S. 173–177). Springer.

Hautzinger, M. (2013). *Kognitive Verhaltenstherapie bei Depressionen: Mit Online-Materialien* (2. Auflage). Beltz.

Hautzinger, M. (2015). Kognitives Neubenennen und Umstrukturieren. In M. Linden & M. Hautzinger (Hrsg.), *Verhaltenstherapiemanual* (8. Auflage, S. 167–170). Springer.

Hautzinger, M. (2015). Verhaltensübungen – Rollenspiele. In M. Linden & M. Hautzinger (Hrsg.), *Verhaltenstherapiemanual* (8. Auflage, S. 295–298). Springer.

Head & Soulers (o. J.). *Moralentwicklung: Das Heinz Dilemma, Kohlberg und verschiedene Stufen der Moral.* http://www.head-and-soulers.com/motivation-emotion/moralentwicklung-lawrence-kohlberg-heinz-dilemmau-sechs-stufen-modell-loesung/

Heidenberger, B. (2020). *Ziele setzen & erreichen: Beispiele, Vorlage, Schritt-für-Schritt-Anleitung*. Zeitblüten. https://www.zeitblueten.com/news/ziele-setzen-erreichen-beispiele-vorlage/

Heidenreich, T., & Michalak, J. (2018). Achtsamkeit. In J. Margraf & S. Schneider (Hrsg.), *Lehrbuch der Verhaltenstherapie, Band 1* (4. Auflage, S. 455–464). Springer.

Henke, C. (2018). *Erfolgsjournal: Dein Trick für langfristigen Erfolg*. VitaminP.INFO. https://vitaminp.info/erfolgsjournal-dein-trick-fuer-langfristigen-erfolg/

Herrmann, U. (o. J.). *Notfallkarte*. Freelok.de. https://www.feelok.de/de_DE/jugendliche/themen/tabak/wir_empfehlen/rauchfrei_werden/nach_dem_rauchstopp/notfallkarte.cfm

Hermer, M. & Röhrle, B. (2008). *Handbuch der therapeutischen Beziehung. Band 1. Allgemeiner Teil.* Georg von Toyberg Verlag.

Hilbert, A. (2012). Bulimia Nervosa. In M. Berking & W. Rief (Hrsg.). *Klinische Psychologie und Psychotherapie für Bachelor, Band 1* (S. 130–136). Springer.

Hilbert, A., & Rohrbach, J. (2012). Anorexia Nervosa. In M. Berking & W. Rief (Hrsg.). *Klinische Psychologie und Psychotherapie für Bachelor, Band 1* (S. 123–129). Springer.

Hofmann, S. G., Asnaani, A., Vonk, I. J. J., Sawyer, A. T., & Fang, A. (2012). The efficacy of cognitive behavioral therapy: A review of meta-analyses. *Cognitive Therapy and Research, 36*, 427–440. https://doi.org/10.1007/s10608-012-9476-1

Hogrefe AG (2021). *Resilienz.* Dorsch. Lexikon der Psychologie. https://dorsch.hogrefe.com/stichwort/resilienz

Hogrefe Ag (2021). *Skinner, Burrhus Frederic.* Dorsch. Lexikon der Psychologie. https://dorsch.hogrefe.com/stichwort/skinner-burrhus-frederic

Hogrefe Ag (2021). *Thorndike, Edward Lee.* Lexikon der Psychologie. https://dorsch.hogrefe.com/stichwort/thorndike-edward-lee

Hoyer, J., Jacobi, E., & Leibing, F. (2013). Gesprächsführung in der Verhaltenstherapie. In E. Leibing, W. Hiller, & S. K. Sulz (Hrsg.), *Das große Lehrbuch der Psychotherapie, Band 3* (4. Auflage, S. 85–102). Psychosozial-Verlag.

Junge-Hoffmeister, J. (2011). Operante Verfahren. In H. U. Wittchen & J. Hoyer (Hrsg.), *Klinische Psychologie und Psychotherapie* (2. Auflage, S. 512–527). Springer.

Kessler, T., & Fritsche, I. (2017). *Sozialpsychologie.* Springer.

Kiesel, A., & Koch, I. (2012). *Lernen: Grundlagen der Lernpsychologie*. VS-Verlag für Sozialwissenschaften.

Knaf, C. (o. J.). *Liste mit Gefühlen.* Motivationswelten. https://www.motivationswelten.de/emotionen/gefuehle-liste/

Korn, O. (2015). Aufmerksamkeitstraining. In M. Linden & M. Hautzinger (Hrsg.), *Verhaltenstherapiemanual* (8. Auflage, S. 67–69). Springer.

Lally, P., van Jaarsveld, C. H. M., Potts, H. W. W., & Wardle, J. (2009). How are habits formed: Modelling habit formation in the real world. *European Journal of Social Psychology, 40*, 998–1009. https://doi.org/10.1002/ejsp.674

Lambert, M. J., & Ogles, B. M. (2004). The efficacy and effectiveness of psychotherapy. In M. J. Lambert (Hrsg.), *Bergin and Garfield's handbook of psychotherapy and behavior change* (5. Auflage, S. 139–193). Wiley.

Lass-Hennemann, J., Tuschen-Caffier, B., & Michael, T. (2018). Expositionsverfahren. In J. Margraf & S. Schneider (Hrsg.), *Lehrbuch der Verhaltenstherapie, Band 1* (4. Auflage, S. 411–424). Springer.

Lepper, M. R., Greene, D., & Nisbett, R. E. (1973). Undermining childrens intrinsic interest with extrinsic reward: A test of the "overjustification" hypothesis. *Journal of Personality and Social* Psychology, 28, 129–137. https://doi.org/10.1037/h0035519

Leppert, K., Koch, B., Brähler, E., & Strauß, B. (2008). Die Resilienzskala (RS) - Überprüfung der Langform RS-25 und einer Kurzform RS-13. *Klinische Diagnostik und Evaluation, 2*, 226–243.

Linden, M. (2007). Aaron T. Beck: „Störungen der korrekten Informationsverarbeitung führen zu Stimmungsproblemen". *Verhaltenstherapie, 17*, 195-196. https://doi.org/10.1159/000109245

Lindenmeyer, J. (2018). Rückfallprävention. In J. Margraf & S. Schneider (Hrsg.), *Lehrbuch der Verhaltenstherapie, Band 1* (4. Auflage, S. 617–640). Springer.

Loibl (o. J.). *Meditation lernen in 7 Schritten*. Changenow.de. https://changenow.de/meditation-lernen/

Lupyan, G., & Swingley, D. (2010). Self-directed speech alters visual processing. *Journal of the Annual Meeting of the Cognitive Science Society, 32,* 1210–1215. https://doi.org/10.1080/17470218.2011.647039

Maercker, A., & Machmutow, K. (2018). Operante Verfahren. In J. Margraf & S. Schneider (Hrsg.), *Lehrbuch der Verhaltenstherapie, Band 1* (4. Auflage, S. 569–578). Springer.

Maercker, A., & Weike, A. (2018). Systematische Desensibilisierung. In J. Margraf & S. Schneider (Hrsg.), *Lehrbuch der Verhaltenstherapie, Band 1* (4. Auflage, S. 403–410). Springer.

Mai, J. (2019). *Probleme lösen: Tipps für lösungsorientiertes Handeln*. Karrierebibel. https://karrierebibel.de/probleme-loesen/

Mai, J. (2020a). *Schubladendenken: Wie Sie sich vor Klischees schützen*. Karrierebibel. https://karrierebibel.de/schubladendenken/

Mai, J. (2020b). *SMART-Methode: Ziele richtig setzen und erreichen*. Karrierebibel. https://karrierebibel.de/smart-methode/

Mai, J. (2020c). *Zielvereinbarung: Beispiele, Formulierungen, Gratis-Vorlagen*. Karrierebibel. https://karrierebibel.de/zielvereinbarung/

Mai, J. (2020d). *Resilienz lernen: 6 Tipps für mehr Widerstandskraft + Test*. Karrierebibel. https://karrierebibel.de/resilienz/

Mai (2021a). *Zielstrebigkeit: 12 Tipps wie Sie Ihre eigenen Ziele erreichen*. Karrierebibel. https://karrierebibel.de/zielstrebigkeit-ziele-erreichen/

Mai, J. (2021b). *Destruktive Kritik: So reagieren Sie immer richtig*. Karrierebibel. https://karrierebibel.de/destruktive-kritik/

Maps.gg.UG (o. J.). *Donald Meichenbaum*. LinkFang. https://de.linkfang.org/wiki/Donald_Meichenbaum

Margraf, J. (2018). Hintergründe und Entwicklung. In J. Margraf & S. Schneider (Hrsg.), *Lehrbuch der Verhaltenstherapie, Band 1* (4. Auflage, S. 3–36). Springer.

Matthews, G. (2015). *The Effectiveness of Four Coaching Techniques in Enhancing Goal Achievement: Writing Goals, Formulating Action Steps, Making a Commitment, and Accountability* (Athens Institute for Education and Research, Hrsg.). Athens Institute for Education and Research.

Morf, C. C., & Koole, S. L. (2014). Das Selbst. In K. Jonas, W. Stroebe, & M. Hewstone (Hrsg.), *Sozialpsychologie* (6. Auflage, S. 142–195). Springer

Müller, T., & Paterok, B. (2010). *Schlaftraining: Ein Therapiemanual zur Behandlung von Schlafstörungen* (2. Auflage). Hogrefe.

National Institute for Health and Care Excellence. (2017). *Mental health and behavioural conditions.* https://www.nice.org.uk/guidance/conditions-and-diseases/mental-health-and-behavioural-conditions

Neudeck, P., & Lang, T. (2011). Reizkonfrontationsmethoden. In H. U. Wittchen & J. Hoyer (Hrsg.), *Klinische Psychologie und Psychotherapie* (2. Auflage, S. 529–542). Springer.

Neuropsychologischer Berater der Ruhr-Universität Bochum (2019). *Störung der Aufmerksamkeit.* https://www.ratgeber-neuropsychologie.de/aufmerksamkeit/Aufmerksamkeit6.html

Opelt, M., Risch, A. K., & Wilz, G. (2019). Wirkt kognitive Verhaltenstherapie unter Praxisbedingungen? Therapieeffekte und Responseraten bei depressiven Patient_innen einer Hochschulambulanz. *Zeitschrift für Klinische Psychologie und Psychotherapie, 45*, 237–244. https://doi.org/10.1026/1616-3443/a000562

Pauli, P., Rau, H., & Birbaumer, N. (2018). Biologische Grundlagen. In J. Margraf & S. Schneider (Hrsg.), *Lehrbuch der Verhaltenstherapie, Band 1* (4. Auflage, S. 114–126). Springer.

Peterson, C., & Seligman, M. E. P. (2004). *Character strengths and virtues: A handbook and classification.* Oxford University Press.

Peus, C., Frey, D. & Braun, S. (2011). Konsistenztheorien. In H.-W. Bierhoff & D. Frey (Hrsg.), *Sozialpsychologie - Individuum und soziale Umwelt* (S. 61–83). Hogrefe.

Pfannschmidt, K. (2019). *Kognitive Verhaltenstherapie - Einführung: Kognitive Verhaltenstherapie bei Angst- und Panikstörungen, Burn-out und Depressionen | inkl. 4-Wochen-Plan, Arbeitsblättern und Fragebögen*. Selbstverlag.

Prante, P. (2017). *Resilienz für Anfänger: Das Geheimnis erfolgreicher Menschen. Wie Sie Krisen meistern und Widerstandskraft entwickeln*. Selbstverlag.

Pro Psychotherapie e.V. (o. J.). *Fehlverhalten gemäß Berufsordnung*. therapie.de. https://www.therapie.de/psyche/info/fragen/beschwerden-in-der-psychotherapie/fehlverhalten-gemaess-berufsordnung/

Psychology Tools. (o. J.). *Vertical Arrow Down Arrow Vertical Descent.* https://www.psychologytools.com/resource/vertical-arrow-down-arrow-vertical-descent/

Rassek, A. (2020a). *Unterstatement: Unterschätzt werden als Vorteil*. Karrierebibel. https://karrierebibel.de/understatement/

Rassek, A. (2020b). *Aufmerksamkeit: So erhöhen Sie Ihre Vigilanz*. Karrierebibel. https://karrierebibel.de/aufmerksamkeit/

Richter, P., & Wegge, J. (2012). Occupational Health Psychology – Gegenstand, Modelle und Aufgaben. In H. U. Wittchen & J. Hoyer (Hrsg.), *Klinische Psychologie und Psychotherapie* (2. Auflage, S. 336–359). Springer.

Rolfe, M. (2019). *Positive Psychologie und organisationale Resilienz. Stürmische Zeiten besser meistern.* Springer

Ruch, W. & Proyer, R. T. (2011). Positive Psychologie: Grundlagen, Forschungsthemen und Anwendungen. *Report Psychologie, 36*, 60–70.

Rusch, S., Ziegler, M., & Lincoln, T. M. (2012). Soziale Phobie. In M. Berking & W. Rief (Hrsg.). *Klinische Psychologie und Psychotherapie für Bachelor, Band 1* (S. 77–85). Springer.

Schaub, A., Roth, E., & Goldmann, U. (2013). *Kognitiv-psychoedukative Therapie zur Bewältigung von Depressionen: Ein Therapiemanual* (2. Auflage). Hogrefe.

Schiefele, U., & Schaffner, E. (2015). Motivation. In E. Wild & J. Möller (Hrsg.), *Pädagogische Psychologie* (2. Auflage, S. 153–175). Springer.

Schneider, J., & Rentzsch, J. (2016). *Gefühle Liste: Positive / Negative / Neutrale Emotionen*. Randfarben. https://www.randfarben.de/gefuehle-liste/

Schrammek, A. (o. J.). *Patient/in oder Klientin?.* https://www.annette-schramek.eu/psychotherapie/patient-in-oder-klient-in/

Schwartz, D. (o. J.). *Albert Ellis: Pionier der Kognitiven Verhaltenstherapie*. Deutsches Institut für Rational-Emotive & Kognitive Verhaltenstherapie. https://www.ret-revt.de/revt-kvt/albert-ellis/

Spektrum der Wissenschaft Verlagsgesellschaft mbH (o. J.). *Erleben*. Spektrum. https://www.spektrum.de/lexikon/psychologie/erleben/4330

Stallard, P. (2015). *Kognitive Verhaltenstherapie mit Kindern und Jugendlichen: Ein Arbeitsbuch*. Jungfermann Verlag.

Stangl, W. (2021). *Empirie*. Online Lexikon für Psychologie und Pädagogik. https://www.stangl.eu/psychologie/definition/Empirie.shtml

Stangl, W. (2021). *Psychotherapie*. Online Lexikon für Psychologie und Pädagogik. https://lexikon.stangl.eu/10581/verhalten

Stangl, W. (2021). *Selbstverstärkung*. Online Lexikon für Psychologie und Pädagogik. https://lexikon.stangl.eu/26701/selbstverstaerkung

Stangl, W. (2021). *Verhalten*. Online Lexikon für Psychologie und Pädagogik. https://lexikon.stangl.eu/10581/verhalten

Stickel, C. (o. J.). *Eine Gewohnheit ändern und sein ganzes Leben verändern*. Spiegeldich.net. https://spiegeldich.net/eine-gewohnheit-aendern-und-sein-ganzes-leben-veraendern

Stroebe, W. (2014). Strategien zur Einstellungs- und Verhaltensänderung. In K. Jonas, W. Stroebe, & M. Hewstone (Hrsg.), S*ozialpsychologie* (6. Auflage, S. 231–268). Springer.

Stumm, G., & Pritz, A. (Hrsg.). (2007). *Wörterbuch der Psychotherapie*. Springer.

Süsser, S. (o. J.). *Wie Routinen dein Leben verändern & meines gerettet haben*. https://sandra-suesser.de/routinen-leben-verbessern/

TowerConsult GmbH. (2016). *Stopp-Technik und positive Selbstinstruktion*. Bewerberblog. https://towerconsult.de/bewerberblog/2016/04/stopp-technik-und-positive-selbstinstruktion/

Tyron, G. S. (2015). Gedankenstopp. In M. Linden & M. Hautzinger (Hrsg.), *Verhaltenstherapiemanual* (8. Auflage, S. 135–137). Springer.

UK Department of Health (2001). *Treatment choice in psychological therapies and counselling. evidence-based clinical practice guideline*. Department of Health Publications.

Uncapher, M. R., & Wagner, A. D. (2018). Minds and brains of media multitaskers: Current findings and future directions. *Proceedings of the National Academy of Sciences of the United States of America, 115*, 9889–9896. https://doi.org/10.1073/pnas.1611612115

Universität Zürich (o. J.). *Was sind Ihre Charakterstärken?.* https://www.charakterstaerken.org/

VIA Institute On Character. (2018). *The VIA Classification of Strengths*. https://www.viacharacter.org/survey/account/register

Vivelia (o. J.). *12 Tipps für einen besseren Umgang mit Problemen*. https://vivelia.de/blog/12-tipps-fuer-umgang-mit-problemen/

Walach, H. (2014). *„Sowohl als auch" statt „entweder-oder" – oder: wie man Kategorienfehler vermeidet.* Prof. Harald Walach. https://harald-walach.de/2014/11/04/sowohl-als-auch-statt-entweder-oder-wie-man-kategorienfehler-vermeidet/

Warkentin, N. (2020). *Perspektivenwechsel: Die Dinge anders sehen*. Karrierebibel. https://karrierebibel.de/perspektivenwechsel/

Wilken, B. (2018). *Methoden der Kognitiven Umstrukturierung* (8. Auflage). Kohlhammer.

Wilkosz, S. (2020). *Erfolgsjournal: Der ultimative Guide über das Erfolgswerkzeug*. ThinkerTools. https://thinkertools.de/erfolgsjournal/

Willson, R., & Branch, R. (2013). *Kognitive Verhaltenstherapie Tagebuch für Dummies*. Wiley.

Wolf, G. (2017). *Menschen, die Selbstgespräche führen, sind nicht verrückt, sondern Genies*. Business Insider. https://www.businessinsider.de/wissenschaft/menschen-die-selbstgespraeche-fuehren-sind-nicht-verrueckt-sondern-genies-2017-2/

Zetsche, U., & Exner, C. (2012). Zwangsstörungen. In M. Berking & W. Rief (Hrsg.). *Klinische Psychologie und Psychotherapie für Bachelor, Band 1* (S. 112–122). Springer.

Ziegler, M., & Lincoln, T. M. (2012). Schizophrenie. In M. Berking & W. Rief (Hrsg.). *Klinische Psychologie und Psychotherapie für Bachelor, Band 1* (S. 153–162). Springer.

Zöckler, N., & Cal, Y. (2012). Posttraumatische Belastungsstörung. In M. Berking & W. Rief (Hrsg.). *Klinische Psychologie und Psychotherapie für Bachelor, Band 1* (S. 105–112). Springer.

Zwick, J., & Hautzinger, M. (2017). *Panik und Agoraphobie: Kognitiv-verhaltenstherapeutischen Manual.* Beltz.

# Anhang

## Arbeitsblatt 1: Probleme erkennen und priorisieren

**Aufgabe 1**: Beobachten Sie Ihre verschiedenen Lebensbereiche, um zu erkennen, wo Probleme und Schwierigkeiten auftauchen. Notieren Sie diese Probleme in ungeordneter Reihenfolge.

| **Meine Probleme sind:** |
| --- |
| |

**Aufgabe 2**: Sehen Sie sich Ihre aufgeschriebenen Probleme an und schauen Sie, ob diese sich gegenseitig beeinflussen. Achten Sie darauf, ob es ein Hauptproblem gibt, welches die anderen Probleme eventuell beeinflusst. Bringen Sie Ihre Probleme dann in eine Rangreihe.

| **Mein erstes Problem:** | **Wie wirkt sich dieses Problem aus?** |
| --- | --- |
| | |
| **Mein zweites Problem:** | **Wie wirkt sich dieses Problem aus?** |
| | |

| **Mein drittes Problem:** | **Wie wirkt sich dieses Problem aus?** |
|---|---|
| | |

***Anmerkung***. Die Anzahl der Kästchen gibt nicht an, wie viele Probleme Sie niederschreiben müssen. Es können mehr oder weniger sein. Übung in Anlehnung an Willson & Branch (2013).

## Arbeitsblatt 2: Meine Ziele

<table>
<tr><td colspan="2">MEIN HAUPTZIEL</td></tr>
<tr><td colspan="2">Bis wann soll dieses Ziel erreicht werden?</td></tr>
<tr><td colspan="2">Wie wird dieses Ziel gemessen? Woran stelle ich den Erfolg fest?</td></tr>
<tr><td>Welche Teilziele sind auf dem Weg zum Hauptziel notwendig?</td><td>Bis wann?</td></tr>
</table>

| **Wie belohne ich mich für die Erreichung der Ziele?** |
| --- |
| **Wer unterstützt mich bei der Erreichung meiner Ziele?** |
| **Wie gut wurde das Ziel erreicht?** |

***Anmerkung***. Übung in Anlehnung an Heidenberger (2020), Mai (2020c).

## Arbeitsblatt 3: Mein Genesungsplan

**Das bin ich**

| **Name:** |
|---|
| **Wie würde ich mich selbst beschreiben?** (Mit äußeren und inneren Merkmalen) |
| **Meine Stärken:** |
| **Meine Schwächen:** |

| **Das gefällt mir:** |
| --- |
| **Das ist mir im Leben wichtig:** |
| **Das erwarte ich von mir:** |
| **Davor habe ich Angst:** |

**Meine Tätigkeiten**

| **Dafür bin ich verantwortlich:** (z. B. Kinderversorgung, Haustiere, Arbeit, Kochen, Haushalt etc.) |
| --- |
| **Das ist meine Arbeitsbeschäftigung:** (z. B. Vollzeit, Teilzeit, Minijob, Studium, Wiedereingliederung, berufliches Training, Umschulung, Ausbildung, Weiterbildung, Ehrenamt, Militär etc.) |
| **Dinge, die ich jeden Tag tun muss, damit es mir gut geht:** |

**Das stört mich**

| Dieses Verhalten stört mich an mir: |
| --- |
| |
| **Durch dieses Verhalten habe ich schon öfter Probleme bekommen:** |
| |

**Das muss ich noch erledigen**

| Diese Dinge muss ich zu Hause noch erledigen: | Bis wann? |
| --- | --- |
| | |

| **Diese Dinge kann ich tun, wenn ich mich dazu bereit fühle:** | |
|---|---|
| **Diese Dinge würde ich gerne tun, kann es aber aufgrund meines Problems nicht:** | |
| **Finanzielle, rechtliche und/oder medizinische Dinge, um die ich mich noch kümmern muss:** | **Bis wann?** |

| **Menschen, bei denen ich mich bedanken sollte:** | **Bis wann?** |
|---|---|
| **Menschen, bei denen ich mich entschuldigen sollte:** | **Bis wann?** |

**Meine Beziehungen zu anderen**

| **Mit diesen drei Eigenschaften würden mich andere Personen beschreiben:**<br><br>1.<br><br>2.<br><br>3. |
|---|
| **Diese Dinge erwarte ich von anderen Personen:** |

**Meine Ressourcen**

| **Das hilft mir dabei, nicht aufzugeben:** |
|---|
| **Diese Person(en) hilft/helfen mir dabei, nicht aufzugeben:** |
| **Diese Person(en) kann ich anrufen, wenn es mir schlecht geht:** |

**Rückfälle vermeiden/vorbeugen**

| **Das sind die Anzeichen für einen Rückfall:** |
|---|

|  |
|---|
|  |
| **Was muss ich bei diesen Anzeichen tun?** |
| **Das muss ich tun, um Rückfälle zu vermeiden:** |
| **Diese Dinge muss ich während meiner Genesung vermeiden:** |

**Für die Zukunft**

|  |
|---|
| **So sieht meine Ausgangssituation aus:** |

| **Dinge, die ich in meinem Leben verändern möchte:** |
| --- |
| **Dinge, die ich in meinem Leben verändert habe:** |
| **Dinge, die ich bisher gelernt habe:** |

***Anmerkung.*** Die Größe der Felder sagt nichts darüber aus, wie viel Sie zu jedem Punkt schreiben sollen. Formular in Anlehnung an Carter (2020); EX-IN Curriculum (o. J.).

## Arbeitsplatz 4: Hilfsliste mit Gefühlen

| **a**rrogant | ermüdet | misstrauisch | unentschlossen |
|---|---|---|---|
| aggressiv | erniedrigt | mies | ungeduldig |
| alarmiert | ernüchtert | müde | ungehalten |
| angeekelt | erregt | mürrisch | ungemütlich |
| angespannt | erschlagen | mutlos | ungewiss |
| ängstlich | erschöpft | **n**achtragend | unglücklich |
| angespannt | erschrocken | neidisch | unklar |
| angreifend | erzürnt | nervös | unnahbar |
| ärgerlich | **f**eindselig | niedergeschla-<br>gen | unruhig |
| argwöhnisch | feststeckend | niederträchtig | unschlüssig |
| aufgebracht | frustriert | **o**hnmächtig | unsicher |
| ausgelaugt | furchtsam | **p**anisch | unwohl |
| **b**eängstigt | feindlich | peinlich | unzufrieden |
| bedrängt | **g**ehässig | perplex | **v**erängstigt |
| bedrückt | gehemmt | pessimistisch | verärgert |
| befangen | geladen | **r**atlos | verbittert |
| befremdet | gelangweilt | ruhelos | verkrampft |
| beklommen | gemein | rasend | verlegen |
| bekümmert | genervt | rachsüchtig | verletzbar |
| belastet | gequält | **s**adistisch | verletzt |
| beleidigt | gereizt | sauer | verloren |
| beschämt | gestört | scheu | verrückt |

| besorgt | gestresst | schläfrig | verschlafen |
|---|---|---|---|
| bestürzt | gewalttätig | schlapp | verschlossen |
| betroffen | gleichgültig | schmollend | verschreckt |
| betrübt | griesgrämig | schockiert | verspannt |
| beunruhigt | grantig | schuldig | verstimmt |
| bitter | **h**asserfüllt | selbstkritisch | verstört |
| blockiert | herabgewürdigt | selbstverach-tend | verunsichert |
| bösartig | hilflos | scheußlich | verwirrt |
| brummig | hitzköpfig | schmerzerfüllt | verzagt |
| daneben | hoffnungslos | schwermütig | verzweifelt |
| depressiv | **i**rritiert | schwunglos | vorwurfsvoll |
| deprimiert | **j**ämmerlich | skeptisch | **w**ahnsinnig |
| distanziert | **k**alt | sorgenvoll | weinerlich |
| dumpf | kontrollierend | strapaziert | widerwillig |
| durcheinander | kraftlos | streitlustig | wütend |
| eifersüchtig | kribbelig | **t**eilnahmslos | wutentbrannt |
| einsam | kritisch | träge | **z**appelig |
| ekelerfüllt | **l**aunisch | traurig | zerknirscht |
| empfindlich | leer | trübselig | zermürbt |
| empört | lüstern | **ü**berdrüssig | zerrissen |
| energielos | lustlos | überfordert | zittrig |
| entmutigt | **m**asochistisch | überlastet | zögerlich |
| entrüstet | mäkelnd | unangenehm | zornig |

| entsetzt | melancholisch | unbehaglich | zurückgewiesen |
|---|---|---|---|
| enttäuscht | missmutig | unbeteiligt | zweifelnd |

***Anmerkung***. Tabelle in Anlehnung an Schneider & Rentzsch (2016).

## Arbeitsblatt 5: Meine Gefühle

**Aufgabe 1:** Beobachten Sie Ihre verschiedenen Lebensbereiche, um zu erkennen, in welchen Situationen Sie welche Gefühle erleben. Notieren Sie diese Gefühle in ungeordneter Reihenfolge.

| **Meine Gefühle:** |
| --- |
| |

**Aufgabe 2**: Suchen Sie sich aus Ihren vorher gesammelten Gefühlen alle diejenigen heraus, die Sie gerne bearbeiten möchten. Schreiben Sie diese Gefühle in die leeren Felder und stufen Sie diese auf einer Skala von 0 (= nicht intensiv) bis

10 (= extrem intensiv) ein.

| **Gefühle** | **0** | **1** | **2** | **3** | **4** | **5** | **6** | **7** | **8** | **9** | **10** |
|---|---|---|---|---|---|---|---|---|---|---|---|
| | | | | | | | | | | | |
| | | | | | | | | | | | |
| | | | | | | | | | | | |
| | | | | | | | | | | | |
| | | | | | | | | | | | |
| | | | | | | | | | | | |
| | | | | | | | | | | | |
| | | | | | | | | | | | |
| | | | | | | | | | | | |
| | | | | | | | | | | | |
| | | | | | | | | | | | |
| | | | | | | | | | | | |
| | | | | | | | | | | | |
| | | | | | | | | | | | |
| | | | | | | | | | | | |
| | | | | | | | | | | | |
| | | | | | | | | | | | |
| | | | | | | | | | | | |
| | | | | | | | | | | | |
| | | | | | | | | | | | |
| | | | | | | | | | | | |

| | | | | | | | | | | | |
|---|---|---|---|---|---|---|---|---|---|---|---|
| | | | | | | | | | | | |
| | | | | | | | | | | | |
| | | | | | | | | | | | |
| | | | | | | | | | | | |
| | | | | | | | | | | | |
| | | | | | | | | | | | |

***Anmerkung.*** Die Anzahl der Zeilen sagt nichts darüber aus, wie viele Gefühle Sie aufschreiben sollen. Die Übung ist in Anlehnung an die Ausführungen von Branch & Willson (2015) entstanden, aber das Arbeitsblatt dazu wurde selbst erstellt.

## Arbeitsblatt 6: Meine schlechtesten Verhaltensweisen

**Aufgabe 1**: Kreuzen Sie auf untenstehender Liste alle Verhaltensweisen an, die bei Ihnen zutreffen. In die freistehenden Felder können Sie selbst Verhaltensweisen eintragen, die Ihnen einfallen.

| **Soziale Beziehungen** | | | |
|---|---|---|---|
| Anderen Schmerzen zufügen | | Verabredungen häufig absagen | |
| Zerstören emotionaler Bindungen zu<br>anderen (z. B. Freunde, Familie) | | Verstecken von Emotionen | |
| Zerstören von romantischen Beziehungen | | Führen von ungesunden romantischen<br>Beziehungen | |
| Ablehnen von Hilfe | | Nicht nach Hilfe fragen | |
| Unnötige Selbstaufopferung | | | |
| | | | |
| **Risikoverhalten** | | | |
| Selbstverletzung | | Vernachlässigung der eigenen Gesundheit | |
| Zu hoher Konsum von Alkohol | | Zu hoher Konsum von (illegalen) Drogen | |
| Einnahme zu vieler Medikamente<br>(z. B. Schmerzmittel) | | Absetzen von verschriebenen<br>Medikamenten | |
| Zu viel Spielen (in der Spielhalle, am<br>Computer, Smartphone etc.) | | Ungeschützter Geschlechtsverkehr mit Fremden | |

| | | | |
|---|---|---|---|
| | | | |
| | | | |
| **Auf sich selbst bezogen** | | | |
| Passives Verhalten („Mir ist sowieso alles egal!“) | | Selbstmitleid („Warum immer nur ich?“) | |
| Nicht unter Leute gehen | | Den ganzen Tag im Bett bleiben | |
| Prokrastination/Aufschieben von Aufgaben | | Vernachlässigung des Haushaltes | |
| Schwierigkeiten, allein zu sein | | Nicht ans Telefon gehen | |
| Gefühl, ungerecht behandelt zu werden | | Gefühl, verfolgt zu werden | |
| Körperliche Vernachlässigung | | Geistige Vernachlässigung | |
| Zu wenig Bewegung | | Zu viel Sport | |
| Zu viel essen | | Zu wenig essen | |
| Schlaflosigkeit/zu wenig Schlaf | | Zu viel Schlaf | |
| Zu viel Geld ausgeben | | | |
| | | | |

***Anmerkung***. Übung in Anlehnung an Willson & Branch (2013).

**Aufgabe 2**: Schauen Sie sich Ihre angekreuzten Verhaltensweisen an und analysieren Sie, welches Ihre Top 5 schlechtesten Verhaltensweisen sind. Schreiben Sie diese in die aufgeführte Rangreihe.

| **Meine schlechtesten Verhaltensweisen:** |
|---|
| **1.** |

| **2.** |
|---|
| **3.** |
| **4.** |
| **5.** |

***Anmerkung***. Übung in Anlehnung an Willson & Branch (2013).

## Arbeitsblatt 7: Bedeutungen von Ereignissen

**Aufgabe**: Beobachten Sie Ihre verschiedenen Lebensbereiche, um zu erkennen, bei welchen Ereignissen Sie unangenehme Gefühle empfunden haben. Schreiben Sie genau auf, was passiert ist, welche Bedeutung das Ereignis für Sie hat und wie Sie dabei empfunden haben. Sie können auch gerne vergangene Situationen aufschreiben.

| **Was ist genau passiert?** |
| --- |
| **Welche Bedeutung hatte das Ereignis?** |

| **Wie habe ich dabei empfunden?** |
| --- |
| |

***Anmerkung***. Übung in Anlehnung an Willson & Branch (2013).

## Arbeitsblatt 8: Die Kraft der Gedanken

**Aufgabe**: Beobachten Sie Ihre verschiedenen Lebensbereiche, um zu erkennen, bei welchen Ereignissen Ihnen unangenehme Gedanken kommen. Achten Sie dabei besonders auf ein aufkommendes Unwohlsein oder Unbehagen. Sie können auch gerne vergangene Situationen aufschreiben.

| **In welcher Situation kommt ein Gedanke auf?** |
|---|
| **Welcher Gedanke kommt bei Ihnen auf?** |
| **Welche(s) Gefühl(e) ist/sind mit dem Gedanken verbunden?** |

***Anmerkung***. Die Übung ist in Anlehnung an die Ausführungen von Pfannschmidt (2019) entstanden, aber das Arbeitsblatt dazu wurde selbst erstellt.

## Arbeitsblatt 9: Gefühle, Verhalten, Ereignisse & Gedanken miteinander verknüpfen

**Aufgabe**:

1. Wählen Sie ein Gefühl aus, welches Sie bearbeiten möchten. (Gefühl)

2. In welcher Situation tritt dieses Gefühl auf? (Ereignis)

3. Welche Verhaltensweisen zeigen Sie, wenn das Gefühl auftritt? (Verhalten)

4. Welche Gedanken kommen Ihnen, wenn Sie dieses Gefühl erleben? (Gedanken)

| | | |
|---|---|---|
| 1. | Gefühl | |
| 2. | Ereignis | |
| 3. | Verhal-ten | |

| | | |
|---|---|---|
| | | |
| 4. | Gedanken | |

***Anmerkung***. Übung in Anlehnung an Willson & Branch (2013).

## Arbeitsblatt 10/A: Meine dysfunktionalen Gedanken und Grundüberzeugungen

**Aufgabe:** Verbinden Sie Ereignisse, dysfunktionale Gedanken und Grundüberzeugungen miteinander.

| Ereignis/Situation | Dysfunktionale Gedanken | Grundüberzeugungen |
|---|---|---|
| | | |

| | | |
|---|---|---|
| | | |

***Anmerkung***. Die Übung ist in Anlehnung an die Ausführungen von Branch & Willson (2013) entstanden, aber das Arbeitsblatt dazu wurde selbst erstellt.

**Arbeitsblatt 10/B: Meine dysfunktionalen Gedanken und Grundüberzeugungen**

| | |
|---|---|
| **Ereignis/ Situation** | |
| **Dysfunktionale Gedanken** | |
| **Grundüberzeugungen** | |
| **Funktionalere Gedanken** | |
| **Neue Grundüberzeugungen** | |

## Arbeitsblatt 11: Realitätstest und Verhaltensexperiment

**Aufgabe**: Planen Sie die Durchführung eines Realitätstests und protokollieren Sie den Ausgang des Testens.

| **Welcher Gedanke soll überprüft werden?** | **Gültigkeit des Gedankens vor dem Testen** (0-100%) |
|---|---|
| **Das möchte ich tun, um den Gedanken zu überprüfen:** | |
| **Das ist meine Vorhersage:** | |
| **Das möchte ich tun:** | **Das möchte ich unterlassen:** |

<table>
<tr><td></td><td></td></tr>
<tr><td colspan="2">Diese Dinge habe ich beobachtet:</td></tr>
<tr><td colspan="2">Ergebnis des Testens:</td></tr>
<tr><td>Haben sich die Vorhersagen bestätigt?</td><td>Gültigkeit des Gedankens nach dem Testen</td></tr>
</table>

| | (0-100%) |
|---|---|

***Anmerkung***. Die Übung ist in Anlehnung an die Ausführungen von Branch & Willson (2013); Zwick & Hautzinger (2017) entstanden, aber das Arbeitsblatt dazu wurde selbst erstellt.

## Arbeitsblatt 12: Rationalere Alternativen finden

**Aufgabe 1**: Definieren Sie eine Situation und die ursprüngliche(n) Erwartung(en), die Sie an diese Situation haben. Sammeln Sie für die festgelegte Situation rationalere Alternativen, die anstatt der Erwartung(en) eintreffen können.

| **Situation:** |
|---|
| **Was sind rationalere Alternativen?** |

**Aufgabe 2**: Schauen Sie sich die aufgeschriebenen Alternativen noch einmal an und schätzen Sie ein, inwiefern die Alternativen gültig sind. Dafür steht Ihnen eine Skala von 0 (= keine Gültigkeit) bis 10 (= hohe Gültigkeit) zur Verfügung.

| Alternative | 0 | 1 | 2 | 3 | 4 | 5 | 6 | 7 | 8 | 9 | 10 |
|---|---|---|---|---|---|---|---|---|---|---|---|
| | | | | | | | | | | | |
| | | | | | | | | | | | |
| | | | | | | | | | | | |
| | | | | | | | | | | | |
| | | | | | | | | | | | |
| | | | | | | | | | | | |
| | | | | | | | | | | | |
| | | | | | | | | | | | |
| | | | | | | | | | | | |
| | | | | | | | | | | | |
| | | | | | | | | | | | |
| | | | | | | | | | | | |
| | | | | | | | | | | | |
| | | | | | | | | | | | |
| | | | | | | | | | | | |
| | | | | | | | | | | | |
| | | | | | | | | | | | |
| | | | | | | | | | | | |
| | | | | | | | | | | | |
| | | | | | | | | | | | |
| | | | | | | | | | | | |

| | | | | | | | | | | | |
|---|---|---|---|---|---|---|---|---|---|---|---|
| | | | | | | | | | | | |
| | | | | | | | | | | | |
| | | | | | | | | | | | |
| | | | | | | | | | | | |
| | | | | | | | | | | | |

***Anmerkung***. Die Anzahl der Zeilen sagt nichts darüber aus, wie viele Alternativen Sie entwickeln sollen. Die Übung ist in Anlehnung an die Ausführungen von Hautzinger (2015) entstanden, aber das Arbeitsblatt dazu wurde selbst erstellt.

## Arbeitsblatt 13: Meine „neuen“ Gefühle

**Aufgabe**: Schreiben Sie Ihre „neuen“ Gefühle in die leeren Felder und stufen Sie diese auf einer Skala von 0 (= nicht intensiv) bis 10 (= extrem intensiv) ein.

| Gefühle | 0 | 1 | 2 | 3 | 4 | 5 | 6 | 7 | 8 | 9 | 10 |
|---|---|---|---|---|---|---|---|---|---|---|---|
| | | | | | | | | | | | |
| | | | | | | | | | | | |
| | | | | | | | | | | | |
| | | | | | | | | | | | |
| | | | | | | | | | | | |
| | | | | | | | | | | | |
| | | | | | | | | | | | |
| | | | | | | | | | | | |
| | | | | | | | | | | | |
| | | | | | | | | | | | |
| | | | | | | | | | | | |
| | | | | | | | | | | | |
| | | | | | | | | | | | |
| | | | | | | | | | | | |
| | | | | | | | | | | | |
| | | | | | | | | | | | |
| | | | | | | | | | | | |
| | | | | | | | | | | | |
| | | | | | | | | | | | |
| | | | | | | | | | | | |

| | | | | | | | | | | | |
|---|---|---|---|---|---|---|---|---|---|---|---|
| | | | | | | | | | | | |
| | | | | | | | | | | | |
| | | | | | | | | | | | |
| | | | | | | | | | | | |
| | | | | | | | | | | | |
| | | | | | | | | | | | |

***Anmerkung***. Die Anzahl der Zeilen sagt nichts darüber aus, wie viele Gefühle Sie aufschreiben sollen. Die Übung ist in Anlehnung an die Ausführungen von Hautzinger (2015) entstanden, aber das Arbeitsblatt dazu wurde selbst erstellt.

## Arbeitsblatt 14: Bedeutungen von Ereignissen - Alt vs. Neu

**Aufgabe**: Schauen Sie sich noch einmal die Ereignisse von Arbeitsblatt 7 und deren zugeordnete Bedeutungen an. Denken Sie nun darüber nach, welche neue Bedeutung diese Ereignisse im Laufe der Zeit bekommen haben, und notieren Sie diese in der Tabelle.

| Ereignis | Alte Bedeutung | Neue Bedeutung |
|---|---|---|
| | | |

| | | |
|---|---|---|
| | | |

***Anmerkung***. Übung in Anlehnung an Branch & Willson (2013).

## Arbeitsblatt 15: Fake it till you make it

**Aufgabe**: Schreiben Sie in die leeren Felder Ihre neuen Überzeugungen, Gedanken, Gefühle oder Verhaltensweisen und schätzen Sie auf der Skala von 0 (= überhaupt nicht überzeugt) bis 10 (= vollkommen überzeugt) ein, wie sehr Sie davon überzeugt sind.

| Überzeugungen/Gedanken/Gefühle/Verhalten | 0 | 1 | 2 | 3 | 4 | 5 | 6 | 7 | 8 | 9 | 10 |
|---|---|---|---|---|---|---|---|---|---|---|---|
| | | | | | | | | | | | |
| | | | | | | | | | | | |
| | | | | | | | | | | | |
| | | | | | | | | | | | |
| | | | | | | | | | | | |
| | | | | | | | | | | | |
| | | | | | | | | | | | |
| | | | | | | | | | | | |
| | | | | | | | | | | | |
| | | | | | | | | | | | |
| | | | | | | | | | | | |
| | | | | | | | | | | | |
| | | | | | | | | | | | |
| | | | | | | | | | | | |
| | | | | | | | | | | | |
| | | | | | | | | | | | |
| | | | | | | | | | | | |
| | | | | | | | | | | | |

| | | | | | | | | | | | |
|---|---|---|---|---|---|---|---|---|---|---|---|
| | | | | | | | | | | | |
| | | | | | | | | | | | |
| | | | | | | | | | | | |
| | | | | | | | | | | | |
| | | | | | | | | | | | |
| | | | | | | | | | | | |
| | | | | | | | | | | | |

***Anmerkung***. Die Übung ist in Anlehnung an Branch & Willson (2013) entstanden, aber das Arbeitsblatt dazu wurde selbst erstellt.

## Arbeitsblatt 16: Mein Genesungstagebuch

**Aufgabe**: Dokumentieren Sie jeden Tag die Fortschritte und Schwierigkeiten in Ihrer Genesung. Schätzen Sie auf einer Skala von 0 (= keine Kontrolle) bis 10 (= maximale Kontrolle) ein, wie sehr Sie die Kontrolle über die Genesung haben.

| **Wochentag:** | **Datum:** | | | | | | | | | | |
|---|---|---|---|---|---|---|---|---|---|---|---|
| **Notizen:** | | | | | | | | | | | |
| **Kontrolle über die Genesung** | 0 | 1 | 2 | 3 | 4 | 5 | 6 | 7 | 8 | 9 | 10 |

| **Wochentag:** | **Datum:** | | | | | | | | | | |
|---|---|---|---|---|---|---|---|---|---|---|---|
| **Notizen:** | | | | | | | | | | | |
| **Kontrolle über die Genesung** | 0 | 1 | 2 | 3 | 4 | 5 | 6 | 7 | 8 | 9 | 10 |
| **Wochentag:** | **Datum:** | | | | | | | | | | |

| **Notizen:** | | | | | | | | | | | |
|---|---|---|---|---|---|---|---|---|---|---|---|
| **Kontrolle über die Genesung** | 0 | 1 | 2 | 3 | 4 | 5 | 6 | 7 | 8 | 9 | 10 |

***Anmerkung***. Formular in Anlehnung an EX-IN Curriculum (o. J.).

| **Wochentag:** | **Datum:** | | | | | | | | | | |
|---|---|---|---|---|---|---|---|---|---|---|---|
| **Notizen:** | | | | | | | | | | | |
| **Kontrolle über die Genesung** | 0 | 1 | 2 | 3 | 4 | 5 | 6 | 7 | 8 | 9 | 10 |

| **Wochentag:** | **Datum:** | | | | | | | | | | |
|---|---|---|---|---|---|---|---|---|---|---|---|
| **Notizen:** | | | | | | | | | | | |
| **Kontrolle über die Genesung** | 0 | 1 | 2 | 3 | 4 | 5 | 6 | 7 | 8 | 9 | 10 |

| **Wochentag:** | **Datum:** | | | | | | | | | | |
|---|---|---|---|---|---|---|---|---|---|---|---|
| **Notizen:** | | | | | | | | | | | |
| **Kontrolle über die Genesung** | 0 | 1 | 2 | 3 | 4 | 5 | 6 | 7 | 8 | 9 | 10 |

<table>
<tr><td>Wochentag:</td><td colspan="11">Datum:</td></tr>
<tr><td colspan="12">Notizen:</td></tr>
<tr><td>Kontrolle über die Genesung</td><td>0</td><td>1</td><td>2</td><td>3</td><td>4</td><td>5</td><td>6</td><td>7</td><td>8</td><td>9</td><td>10</td></tr>
</table>

## Arbeitsblatt 17: Mein Krisenplan

| **Name:** |
| --- |
| **Das sind meine Verpflichtungen:** |
| **So fühle ich mich, wenn es mir gut geht:** |
| **Das sind meine Frühwarnzeichen, wenn es mir schlechter geht:** |

<table>
<tr><td colspan="2">So fühle ich mich, wenn es mir schlecht geht und ich Unterstützung benötige:</td></tr>
<tr><td>Diese Personen sollen mich unterstützen:</td><td>Telefonnummer:</td></tr>
<tr><td colspan="2">Diese Dinge sollen meine Unterstützer tun, wenn es mir schlecht geht:</td></tr>
</table>

| **Diese Personen sollen nicht daran beteiligt sein und warum:** |
| --- |
| **Diese Dinge haben mir in der Vergangenheit geholfen:** |
| **Diese Dinge waren in der Vergangenheit nicht hilfreich:** |

| **Merkmale dafür, dass es mir wieder gut geht und ich meine eigenen Entscheidungen treffen kann:** |
| --- |
| |

***Anmerkung.*** Die Größe der Felder sagt nichts darüber aus, wie viel Sie zu jedem Punkt schreiben sollen. Formular in Anlehnung an EX-IN Curriculum (o. J.).

## Arbeitsblatt 18: Problemlösebogen

| **1. Problem- und Zieldefinition**<br>Hier wird definiert, was das Problem ist, das bearbeitet werden soll, und welche Faktoren in der Umwelt zu dem Problem beitragen. Schreiben Sie auch auf, welches Ziel oder welche Ziele Sie anstreben. |
| --- |
| |

| **2. Entwicklung von Lösungsmöglichkeiten**<br>Hier schreiben Sie alle Lösungsmöglichkeiten auf, die Ihnen einfallen. Schreiben Sie auch solche auf, die im ersten Moment sinnlos erscheinen. Überlegen Sie sich mindestens drei bis vier Möglichkeiten. |
| --- |
| |

| 3. Bewertung von Lösungsmöglichkeiten<br><br>Hier überprüfen Sie Ihre Vorschläge auf Ihre Vor- und Nachteile sowie auf die kurz- und langfristigen positiven und negativen Konsequenzen. Nutzen Sie gegebenenfalls ein Extrablatt. | |
|---|---|
| **Vorschlag**: | |
| **Vorteile** | **Nachteile** |

| **Vorschlag**: | |
|---|---|
| **Vorteile** | **Nachteile** |

| **Vorschlag**: | |
|---|---|
| **Vorteile** | **Nachteile** |

| **4. Entscheidungsprozess**<br><br>Hier entscheiden Sie sich für die wahrscheinlich günstigste(n) Lösungsmöglichkeit(en). |
| --- |
| |

| **5. Lösungsumsetzung**<br><br>Hier zerlegen Sie die ausgewählte(n) Lösungsmöglichkeit(en) in kleine Schritte, die Sie nacheinander abarbeiten können. Achten Sie dabei auf die Verwendung der SMART-Regel. Denken Sie auch über mögliche Hindernisse nach, die bei der Umsetzung auftreten können. Überlegen Sie sich passend dazu Bewältigungsstrategien. |
| --- |
| |

| **6. Rückblick und Bewertung**<br><br>Hier überprüfen Sie, ob und wie Sie die einzelnen Schritte umgesetzt haben. Reflektieren Sie Ihr Vorgehen. Bei Schwierigkeiten gehen Sie auf die Studie des Problemlöseprozesses zurück, die Ihnen Probleme bereitet hat. |
| --- |
| |

***Anmerkung***. Formular in Anlehnung an Hahlweg & Kaiser (2018).

## Arbeitsblatt A/1: Mein ABC-Modell

| **A**<br>**Anlass** | **B**<br>**Bewertung/Bedeu-tung** | **C**<br>**Konsequenzen** |
|---|---|---|
| | | |

***Anmerkung***. Übung an Anlehnung an Willson & Branch (2013).

## Arbeitsblatt A/2: Mein ABCDE-Modell

| | |
|---|---|
| **A** **Anlass** | |
| **B** **Bewertung/ Bedeutung** | |
| **C** **Konsequenzen** | |
| **D** **Diskussion** | |
| **E** **Ergebnis** | |

## Arbeitsblatt B/1: Mein Gedankentagebuch

| Gefühle | Auslösendes Ereignis |
|---|---|
| | |

***Anmerkung***. Tabellen in Anlehnung an de Jong-Meyer (2018).

## Arbeitsblatt B/2: Mein Gedankentagebuch

| **Gefühle** | **Verhalten** | **Auslösendes Ereignis** |
|---|---|---|
| | | |

## Arbeitsblatt B/3: Mein Gedankentagebuch

| Automatische Gedanken/ Überzeugungen | Auslösendes Ereignis | Verhalten | Gefühle |
| --- | --- | --- | --- |
| | | | |

## Arbeitsblatt B/4: Mein Gedankentagebuch

| | |
|---|---|
| **Gefühle** | |
| **Verhalten** | |
| **Auslösendes Ereignis** | |
| **Automatische Gedanken / Überzeugungen** | |

| | |
|---|---|
| **Rationalere Gedanken** | |
| **Ergebnis** | |

Wir danken Ihnen für Ihr Interesse und Ihr Vertrauen. Als Dankeschön dafür, haben wir eine besondere Überraschung. Damit Sie **jeden Tag ein passendes Mantra** haben, stellen wir Ihnen eine exklusive Liste mit Mantras zur Verfügung. Das Beste daran: Sie erhalten diese vollkommen kostenlos. Das klingt wunderbar? Dann warten Sie nicht lange und holen Sie sich Ihr Gratis-Geschenk.

## Hier geht es zu Ihrem Gratis-Geschenk:

https://forms.gle/eBSJsb3i8WFM9mKD8

1. **Öffnen Sie die Kamera-App auf Ihrem Smartphone und richten Sie die Kamera auf den QR-Code.**
2. **Klicken Sie auf den Link, der Ihnen angezeigt wird und schon werden Sie zur Website weitergeleitet.**

# Impressum

Herausgeber: Orbita Media Verlag GmbH & Co. KG / Ericusspitze 4 / 20457 Hamburg
Kontakt: kontakt@empireofbooks.de
Website: https://empireofbooks.de
Coverbild: Shutterstock

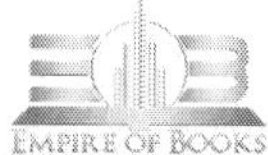




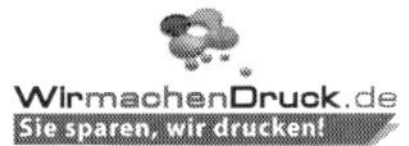